颈椎病
科学调养宜与忌

JINGZHUIBING

KEXUETIAOYANG YIYUJI

主　编　雷正权

编　者　高　桃　李文瑶　王晶晶
　　　　张晶晶　黄伟智　郑佩峰
　　　　李伟伟　辛　婕　陶晓雯

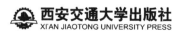

西安交通大学出版社

XI'AN JIAOTONG UNIVERSITY PRESS

图书在版编目(CIP)数据

颈椎病科学调养宜与忌／雷正权主编.—西安:西安交通
大学出版社,2016.6
(问博士送健康系列丛书)
ISBN 978－7－5605－8650－2

Ⅰ.①颈… Ⅱ.①雷… Ⅲ.①颈椎—脊椎病—防治
Ⅳ.①R681.5

中国版本图书馆 CIP 数据核字(2016)第 142162 号

书 名	颈椎病科学调养宜与忌	
主 编	雷正权	
责 任 编 辑	问媛媛	

出 版 发 行　西安交通大学出版社
　　　　　　(西安市兴庆南路 10 号　邮政编码 710049)
网　　址　http://www.xjtupress.com
电　　话　(029)82668357　82667874(发行中心)
　　　　　　(029)82668315(总编办)
传　　真　(029)82668280
印　　刷　西安明瑞印务有限公司

开　　本　787mm×1092mm 1/32　印张 5.5　字数 97 千字
版 次 印 次　2016 年 6 月第 1 版　　2016 年 6 月第 1 次印刷
书　　号　ISBN 978－7－5605－8650－2/R·1281
定　　价　15.00 元

读者购书、书店添货、如发现印装质量问题,请与本社发行中心
联系、调换。
订购热线:(029)82665248　(029)82665249
投稿热线:(029)82668803　(029)82668804
读者信箱:med_xjup@163.com

　　三十多年以前，我刚参加工作不久，就遇到了一位极度虚弱、全身发凉、奄奄一息的患者，可没想到我的老师竟用一碗人参汤使这位濒于死亡的人起死回生。初入医门的我心中着实欢喜了好长时间。但是药物是不能随便使用的！即使补益类药物也不例外。有这样一个病例：一位高血压病患者，平时血压就高，在一次过量饮用自制的人参酒后，不仅鼻出血不止，而且引发了脑出血。

　　药物可"治病"，也可"致病"。日常吃的食物也有同样的问题。如猪肝是一种很好的补益类食物，孕妇适量食用，有益健康，但如果过量食用，则有可能引起维生素 A 中毒，轻则影响妇婴健康，重则可致胎儿唇裂及器官缺陷。关于食物"治病""致病"的同类事例还有许多。可见，好的食物用在适宜的时候，对人的健康能起到意想不到的作用，而再好的东西用得不合时宜，也可能就是毒药！

　　随着时间的推移，我愈发感觉到编写一套适合不同人群与各种疾病宜忌小丛书的必要性。于是在工作之余，我留心观察，广泛收集资料，希望尽快把自己的所知与体会传播给热爱生活、急需恢复健康的人们。在此基础上，我对图书市场上相关的图书也做了系统调研，最终为这套丛书确定了四个准则：一是通俗，二是易懂，三是实用，四是价廉，使这套小丛书成为名副其实的"大众健康小百科"。套用前人的名言，就是"山不在高，有仙则灵，书不在深，有用则行"。丛书初稿完成后，又经相关专家进行审订，几经批删，终于可与广大读者见面，心中不禁颇感欣慰。

没有悉心呵护，哪来健康和幸福？没有宜忌的约束，哪里会有生命生机的重现？这套书综合特定人群及其家人对健康知识的基本需求，包括了常见疾病的饮食、起居、运动、娱乐、自疗、就医等各个方面的宜忌，以及不同人群在心理、日常生活方面的康复宜忌等，分别成册，自成一体。衷心期盼通过书中健康宜忌的讲述，能够引导广大读者遵循生命规律，提高生活质量，有疾者尽快恢复，无疾者健康快乐！

作　者

2016-4-30 于古城西安

目录

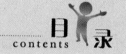

contents

第一篇

该知道的颈椎病常识

人体颈椎的构成与功能   2

颈椎生理曲度为何会消失   5

颈椎病是一种什么病   6

你是哪一型的颈椎病患者   6

颈椎病的中医分型   11

为什么会患颈椎病   12

哪些人容易患颈椎病   17

青少年也要积极预防颈椎病   19

颈椎病的特异报警信号   20

治疗颈椎病关键在于早期发现、早期治疗   29

颈椎病的治疗原则   30

诊断颈椎病应做哪些检查   32

颈椎病的临床实验诊断法   35

第二篇

颈椎病的饮食治疗宜忌

颈椎病的饮食调养宜忌　　　　　40

治疗颈椎病的药粥方　　　　　　44

颈椎病粥疗宜忌　　　　　　　　52

颈椎病患者宜喝的药茶　　　　　54

颈椎病的药酒治疗方法　　　　　58

颈椎病患者药酒治疗宜忌　　　　65

颈椎病的汤、羹调养方法　　　　67

补维生素有益于调养颈椎病　　　72

补矿物质调养颈椎病　　　　　　74

胶原蛋白食物宜于防治颈椎病　　77

第三篇

运动、娱乐是治疗颈椎病的好方法

运动有益于颈椎病的治疗　　　　80

颈椎病患者的运动原则　　　　　81

治疗颈椎病宜选的运动项目　　　84

颈椎病患者的体操治疗方法　　　　　93

颈椎病运动治疗宜忌　　　　　98

颈椎病娱乐治疗宜忌　　　　　101

第四篇

心理、起居疗法调养颈椎病

颈椎病患者心理调养宜忌　　　　　108

颈椎病患者起居调养宜忌　　　　　109

女性忌戴胸罩过小　　　　　112

颈椎病水浴治疗宜忌　　　　　113

颈椎病患者睡眠方式宜忌　　　　　118

颈椎病的药枕治疗方法　　　　　122

颈椎病药枕疗法宜忌　　　　　124

第五篇

常见的颈椎病治疗方法

颈椎病的手术疗法简介　　　　　128

颈椎病的民间热敷疗法　　　　　129

颈椎病的针刺疗法　　　　　132

颈椎病的耳穴疗法　　　　　133

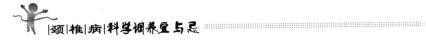
颈椎病的艾灸疗法　　　　　　　　135

颈椎病挑灸与艾灸疗法宜忌　　　　138

颈椎病的拔罐疗法　　　　　　　　139

颈椎病的牵引疗法　　　　　　　　142

颈椎病按摩疗法宜忌　　　　　　　146

颈椎病足底按摩疗法宜忌　　　　　152

颈椎病的理疗方法　　　　　　　　155

颈椎病的中药治疗　　　　　　　　160

用于治疗颈椎病的中成药　　　　　162

颈椎病伴其他疾病治疗宜忌　　　　166

本书收集的食物民间验方、药物使用方法，不能代替医生诊治。

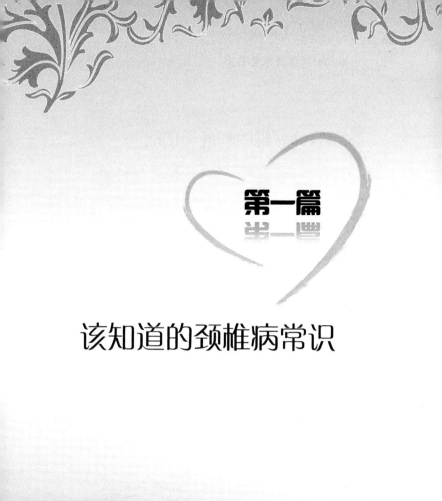

第一篇

该知道的颈椎病常识

人体颈椎的构成与功能

　　颈椎是由 7 块颈椎骨叠加起来相互组成的关节。第 1 颈椎、第 2 颈椎和第 7 颈椎被称为特殊的颈椎骨。第 1 颈椎形状呈环样,又称寰椎(图 1-1),它上托头颅,没有椎体、棘突和关节突。第 2 颈椎又叫枢椎(图 1-2),它特殊的地方是椎体上方有指头样的隆起,称为"齿突"。我们的头部能旋转自如,全赖于第 1 颈椎的齿凹和第二颈椎的齿突关连相接。第 7 颈椎又称隆椎,它的棘突长而不分叉,在颈部隆起,体表容易摸得,我们伸手在颈后摸到的最明显的骨突就是第 7 颈椎的棘突,医学上常常作为辨认椎骨序数的标志(图 1-3)。中医所说的大椎穴就在隆椎与第 1 胸椎棘突之间。第 3、第 4、第 5、第 6 颈椎结构如图 1-4 所示。颈椎的椎间孔,是神经的通路,1 ~ 6 椎的椎体两旁有横突孔,是椎动脉的通道,椎体后缘靠椎板和椎弓

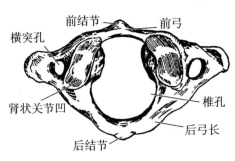

图 1-1　寰椎(上面观)

前结节　　前弓
横突孔
椎孔
肾状关节凹
后弓长
后结节

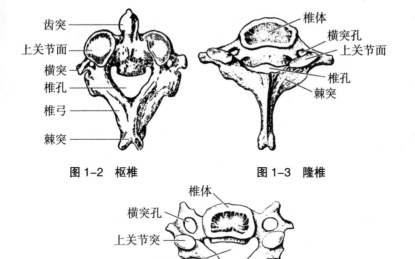

图1-2 枢椎 图1-3 隆椎

图1-4 颈椎（上面）

连成椎孔，上下的椎孔连结起来构成椎管，是脊髓的通路。颈椎有三大功能：一是支架作用；二是保护脊髓神经、血管的作用；三是运动杠杆作用；四是弯曲弹性作用，而这个作用是由于颈椎有生理曲度而定的。

正常脊柱各段因人体生理需要，均具有一定的弯曲弧度，称为生理曲度。颈椎的生理曲度，主要是第4、第5颈椎间盘前厚后薄造成颈椎中段有一向前凸出的弧度。颈椎生理曲度的存在，是为了增加颈椎的弹性，减轻和缓冲外力的震荡，防止对脊髓和大脑的损伤（图1-5）。

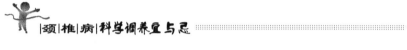
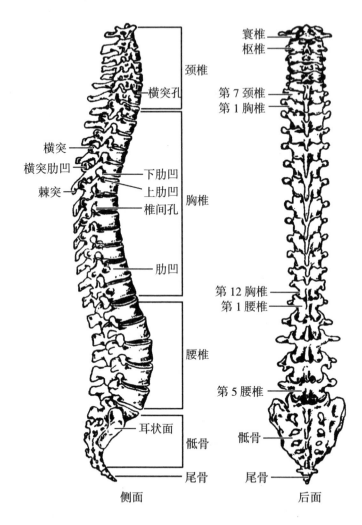

颈椎

横突孔

横突

横突肋凹

棘突

下肋凹

上肋凹

椎间孔

胸椎

肋凹

腰椎

耳状面

骶骨

尾骨

侧面

寰椎

枢椎

第 7 颈椎

第 1 胸椎

第 12 胸椎

第 1 腰椎

第 5 腰椎

骶骨

尾骨

后面

图 1-5　脊椎侧面、后面观

颈椎生理曲度为何会消失

在长期不良姿势和椎间盘髓核脱水、退变时，颈椎的前凸可逐渐消失，颈椎前凸曲线甚至可变直或反张弯曲，成为颈椎病 X 线片上较为重要的诊断依据之一。据研究，颈椎轻度变直，或早期变直，经保养治疗，有望恢复原来的弧度；但中度变直，或颈椎增生明显，椎管已狭窄的，如果强迫使其变直，甚至使已反屈的颈椎恢复到原来的弧度，势必使原已狭窄的椎管变得更窄，从而引起症状加重，甚至瘫痪。引起颈椎生理曲度消失的原因通常有以下几点。

（1）急性颈部肌肉扭伤：由于肌肉的疼痛、痉挛，肌肉牵拉骨骼，致使颈部生理曲度变直。

（2）颈肩部肌纤维组织炎：由于长期坐姿不良、着凉等原因可引起颈肩部肌纤维组织炎，使肌肉由于疼痛而痉挛，可致颈椎生理曲度变直。

（3）神经根型颈椎病：在急性期，由于受累的小关节呈急性炎症，关节骨膜及关节囊肿胀，邻近的神经根受激惹，患者多有颈肩部紧张，可引起颈椎生理曲度变直。

（4）颈椎的病变：如颈椎的肿瘤、结核、化脓性感染等均可引起颈部肌肉痉挛、颈椎活动受限及生理曲度变直。强直性脊椎炎晚期，可引起颈椎僵硬强直。

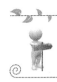

颈椎病是一种什么病

颈椎病是指脊柱颈椎段的临床疾患，它包括的范围很广。确切地说，颈椎病是指颈椎椎间盘、颈椎骨关节、软骨、韧带、肌肉、筋膜等所发生的退行性改变及其继发改变，致使脊髓、神经、血管等组织受损害，而引起如压迫、刺激、失稳等产生的一系列临床症状，因而又称为颈椎综合征。中医学将颈椎病划入"痹证"范畴。颈椎病虽然指颈部的疾患，但不能简单地认为颈椎病是一种单一的疾病，它是一个受多种因素影响的综合症候群。由于颈椎不仅要上承头颅的重量，还要下接活动性较小的胸椎和颈椎，需要灵活活动，又由于颈椎所处的位置特殊，故由颈椎退变而导致的颈椎疾患，会对人体整体健康产生一系列影响。

你是哪一型的颈椎病患者

颈椎病是一个包括各种病理改变的综合征，其病情较为复杂，主要症状是颈肩痛，少数有眩晕、摔倒，或面部发热、出汗异常、视物不清。典型的患者可以出现上肢麻木、疼痛和无力；严重者双下肢活动受影响，甚至瘫痪。具体来说，患者可能会出现脖子发僵、发硬、疼痛，颈部活动受限，肩背部沉重，肌肉变硬，上肢无力，手指麻木，甚至有头痛、头晕、视力减退、耳鸣、恶心等异常感觉。当然，不是所有的表现都会在每一个颈椎病患者身上表现出来，往往是仅出现部分症状，而且大部分患者表现轻微，病程也比较长。所以颈椎病在分型上完全分清尚有一定的困难，这也是当前缺乏一种完全为大家所能接受的、合理的分期分型标准的原因。就目前大家所能使用的简易分型的诊断标准，医学专家将颈椎病的临床症状和体征分为五型，分别如下。

神经根型颈椎病

神经根型颈椎病具有典型的根性症状（麻木疼痛等），且范围与颈脊神经所支配的区域相一致。压颈试验与上肢牵拉试验多为阳性，痛点封闭无明显疗效。X线平片示颈椎曲度改变、骨刺形成等，磁共振成像可清晰显示局部病理解剖状态，包括髓核脱出与突出、脊神经受累部位及程度。临床表现与影像学上的异常在节段上一致。各种有针对性的非手术疗法均有明显疗效，如头颈牵引、颈围制动及纠正不良体位。手法按摩亦有一定疗效。

脊髓型颈椎病

脊髓型颈椎病多在颈椎椎管狭窄的基础上发生，是由颈椎间盘向后突出、椎体后缘骨刺、黄韧带肥厚、椎管狭窄、椎体滑移等原因对脊髓的直接压迫，或者由于交感神经的刺激，导致脊髓血管痉挛等因素造成脊髓变性坏死，并由此引起的以肢体功能障碍为特点的症候群。脊髓型颈椎病较神经根型颈椎病明显少见，但是此型患者不仅症状严重，且大多数是以"隐性"形式发病，大多在中年以后（神经根型多见于青壮年），逐渐出现手足感觉障碍及肌肉乏力，开始较轻微，通常突然有一次跌倒，或全身出现"电击式反应"，方才引起患者注意，在检查后发现本病。

脊髓型颈椎病分中央型和周围型两种。中央型的发病从上肢开始，向下肢发展；周围型的发病是从下肢开始，向上肢发展。由此不难看出，脊髓型颈椎病中的周围型是引起腿痛的根本原因。因其脊髓双侧受压，故其临床表现主要是缓慢的进行性双下肢麻木、发冷、疼痛和步态不稳、步态笨拙、发抖、无力等。有的患者诉说如"踩棉花感"、头重脚轻、摇摇欲倒。发病初期常是间歇性，劳累、行走过多等可使症状加剧。少数患者猛然仰头时感到全身麻木，双腿发软，甚至摔倒。随着病程发展，症状可逐渐加剧并转为持续性，表现为不全痉挛性瘫痪，以致卧床不起，甚至呼吸困难。膀胱、直肠括约肌症状也较常见，多表现为尿急、尿频、排尿无力、大便无力，个别患者有性功能障碍，亦可表现为四肢瘫、三肢瘫、偏瘫、交叉瘫等多种亚型。脊髓型颈椎病的发病率占各型颈椎病的 10% ～ 15%。

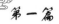

临床上不是每例颈椎病都会发展为脊髓型，况且大部分脊髓型颈椎病也是可以治疗的，但发病期间要防止走不稳而摔伤。脊髓型颈椎病引发双腿痛，根据间歇跛行、主诉与客观检查不相符、颈部后伸受限及疼痛三大特点，本病可明确诊断，个别困难者可做 CT 扫描、磁共振或脊髓造影检查，便可一目了然。

椎动脉型颈椎病

椎动脉型颈椎病常出现椎–基底动脉缺血症，如偏头痛、眩晕、耳鸣、耳聋、记忆力下降、视力障碍等。同时伴有颈椎病一般症状，如颈枕痛、颈部活动受限等。X 线示椎体间关节失稳，或钩椎关节骨质增生。一般有较明显的交感神经症状。非手术疗法为本型基本疗法，90% 以上均可获得疗效。具有以下情况者可施用手术疗法：有明显颈性眩晕或猝倒，发作至少 2 次以上，经非手术治疗无效，且影响生活、工作，经血管数字造影、椎动脉造影可予以证实。

交感神经型颈椎病

颈椎因后关节增生伴脱位等病变，使分布在颈脊神经根、脊膜、小关节囊上颈动脉上的交感神经纤维受到刺激而出现的一系列症状和体征，表现为交感神经兴奋或抑制。患者可以有眼睑无力、视物不清、流泪、眼窝部胀痛、眼冒金星等症状，还可有头痛或偏头痛，有的人有头晕、枕后痛和颈部不适。此型颈椎病与神经根型颈椎病的最大区别是转动头部与症状变化无明显关系。有的患者有耳鸣、舌麻、瞳孔缩小，心律不齐，时快时慢；有的患者局部肢体发凉、麻木，皮肤可有刺痒感；有的患者头、耳部发木；更有的患者半边身体出汗过多或极少。影像学检查可见典型的颈椎椎体增生性改变。

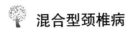

混合型颈椎病

　　颈椎间盘遭受急、慢性损伤后产生损伤后的修复反应，可形成骨赘与破坏的椎间盘组织和后纵韧带组成的混合性突出物。其向后外侧突出时，压迫神经根，产生神经根压迫和刺激症状；向侧方突出，压迫椎动脉或刺激交感神经，产生椎动脉供血不足症状或交感神经症状；向后方突出，压迫脊髓，产生脊髓压迫症状；当突出物介于上述不同部位之间，同时压迫、刺激不同组织时，即可产生混合型症状，也就是人们常说的混合型颈椎病。从临床症状来说，混合型颈椎病是指上述各型中有2型或2型以上存在于同一患者身上时，叫混合型。混合型颈椎病诊治较为复杂，应从病理上搞清前后顺序及主次之分，按轻重缓急，依序处理。治疗时要注意按发病机制治疗，对手术持慎重态度；注意年龄特点，年轻者多病情简单，而年老者多病程长，病情复杂，病位广泛，全身状态不佳，治疗上要全面考虑。

颈椎病的中医分型

中医治疗颈椎病以温补肝肾、养血益精为主，以祛风胜湿、活血通络为辅，多采用内服中药的方法，分类型进行辨证论治，如果运用得当，临床效果非常明显。中医一般将颈椎病分为以下几种类型进行辨证论治。

（1）寒湿阻络型（常见于神经根型颈椎病）：头痛或后枕部疼痛，颈僵，转侧不利，一侧或两侧肩臂及手指酸胀痛麻；或头疼牵涉至上背痛，肌肤冷湿，畏寒喜热，颈椎旁可触及软组织肿胀结节。患者多有舌淡红，苔薄白，脉细弦。治疗上以温经活血，祛寒除湿，通络止痛为主。

（2）气血两虚夹淤型（常见于椎动脉型颈椎病）：头昏，眩晕，视物模糊或视物目痛，身软乏力，纳差，颈部酸痛，或双肩疼痛。舌淡红或淡胖，边有齿痕；苔薄白而润；脉沉细无力。治疗上以益气养血，醒脑宁神，活血通络为主。

（3）气阴两虚夹淤型（常见于椎动脉和交感神经型颈椎病）：眩晕反复发作，甚者一日数十次，即使卧床亦视物旋转，伴恶心、呕吐、身软乏力、行走失稳，或心悸、气短、烦躁易怒、咽干口苦、眠差多梦等。舌红，苔薄白或微黄而干，或舌面光剥无苔，舌下静脉胀大。脉沉细而致，

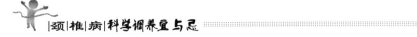

或弦数。治疗上以益气养阴，安神醒脑，调和气血为主。

（4）脾肾阳虚夹淤型（常见于脊髓型颈椎病手术后遗症或久治不愈者）：四肢不完全瘫（硬瘫或软瘫），大小便失禁，畏寒喜暖，饮食正常或纳差。舌淡红，苔薄白或微腻，脉沉细弦，或沉细弱。治疗上以温阳补肾为主。

（5）痰湿阻络型：表现为头晕目眩，头重如裹，四肢麻木、纳呆、舌暗红、苔厚腻，脉弦骨。治疗上以祛痰通络为主。

为什么会患颈椎病

颈椎病的病理过程相当复杂，其发病因素多种多样。如：不良的睡眠体位，工作姿势不当，长期处于坐位，尤其是低头工作，造成颈后部肌肉韧带组织的劳损。另外，在屈颈情况下，椎间盘的内压增大，使髓核后移而出现退变；不适当的体育锻炼如超过颈部耐量的运动造成外伤等均可成为颈椎病的病因。颈椎病的病因虽多，但下列因素在颈椎病的产生和发展中起着重要作用。

年龄因素与慢性劳损

（1）年龄因素：人就像一台机器，随着年龄的增长，人体各部件的磨损也日益增加。颈椎也是一样，会产生各种退行性变化。有资料表明，50岁左右的人群中大约有25%的人患过或正患颈椎病，60岁左右则达50%，70岁左右则颈椎病发病率几乎为100%。现代医学研究也证实，人在20岁左右时颈椎的老化与退变就开始了，会逐渐发生椎间盘变性、脱水、血肿及微血管的撕裂、骨刺、关节及韧带的退行性变及椎管狭窄。

（2）慢性劳损：颈椎是最灵活、活动频率最高的椎体，在承受各种负荷、劳损后，会逐渐出现退行性变化。当然，不同的职业，颈椎的劳损程度也有影响。长期从事低头工作或头颈固定某一姿势工作者，患颈椎病的比例较高，如会计、绘图员、外科医生、电脑操作者、雕刻、刺绣、撰写、文秘工作者、职业作家等，往往每日连续低头屈颈工作数小时，乃至十多个小时，迫使颈部长时间处于疲劳状态，易加速颈椎间盘退变和颈部软组织劳损。

外伤与意外事故

颈部外伤也是引起颈椎病的病因之一。有资料表明，颈椎病患者中约有半数病例与外伤有直接关系，如不得法的倒立、翻筋斗、工作与生活中的意外、运动性损伤等。高速行车中的突然刹车而造成颈椎病的已是相当常见，称之为"挥鞭"损伤。乘车人在瞬间发生屈曲性颈部损伤，使椎体后软组织，如棘间韧带、棘上韧带、项韧带、关节囊等断裂，有的可同时发生颈椎脱位或半脱位。因颈屈后又受反力作用，可使脱位的关节又复位。X线摄片等检查骨性或关节损伤，仅见棘突间距增宽、棘突排列紊乱，或者伴有棘突骨折。如该类损伤有骨性损伤的，易在X线检查中明确诊断出来，但仅伤致棘韧带及棘间韧带等断裂的，瞬间脱位的关节已自行复位，不易发现。

慢性咽喉部炎症

慢性咽炎为咽部黏膜、黏膜下及淋巴组织的弥漫性炎症，为上呼吸道慢性炎症的一部分，为咽科中的常见病。本病病程很长，症状顽固，不易治愈。此病分慢性单纯性咽炎、慢性肥厚性咽炎、慢性萎缩性咽炎。有资料表明，当咽部及颈部有急慢性感染时，易诱发颈椎病，或使颈椎

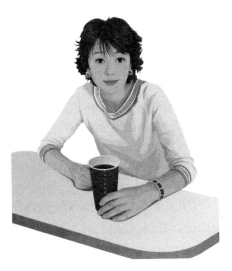

病症状加重。这是由于咽部的炎性改变可直接刺激邻近肌肉、韧带，或通过丰富的淋巴系统使炎症在局部扩散，以致造成该处肌张力低下、韧带松弛和椎关节内外失衡，破坏了椎体间的稳定性。

椎管狭窄

椎管狭窄症是指各种原因引起的椎管诸径线缩短，椎管容积缩小，压迫硬脊膜、脊髓或脊神经根而导致相应神经功能障碍综合征，它与脊柱发育异常、颈椎间盘脱出、退行性骨关节病、黄韧带肥厚、后纵韧带钙化、骨化及损伤等多种因素有关。按发生原因，椎管狭窄可分为先天性、获得性及混合性三种，先天性者较少见；按类型分类包括椎管中央狭窄、侧隐窝狭窄及椎间孔狭窄。医学解剖发现颈椎病与颈椎椎管狭窄关系密切。许多临床资料表明，颈椎管内径尤其是矢状径，与颈椎病的发生有直接关系。椎管狭小者，当受外伤，甚至轻伤时也易发病，而大椎管者不易发病。

颈椎病的其他致病因素

吸烟对颈椎病患者非常有害，也是造成颈椎病的致病因素之一。烟中的尼古丁等有害物质可导致毛细血管痉挛，造成颈椎椎体血液供应降低，使椎间盘与上下椎体连接的软骨板钙化，椎间盘的有氧供应下降，废物增多，椎间盘中的酸碱度下降，最终使椎间盘代谢改变，发生退变，引起颈椎间盘突出。

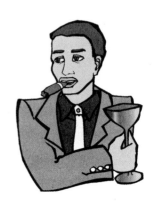

各种先天性畸形颈，如先天椎体融合、第一颈椎发育不全或伴颅底凹陷症、棘突畸形等，也会诱发颈椎病。由于各种原因造成的人体代谢失常者，特别是钙、磷代谢和激素代谢失调者，往往容易产生颈椎病。临床还发现，情绪不好往往会使颈椎病加重，而颈椎病加重或发作时，患者的情绪往往更不好，很容易激动和发脾气，颈椎病的症状也更为严重，从而形成恶性循环。

特别提醒

颈椎骨质增生，其实质上是一种正常的生理现象。据统计，人类的骨关节早在 20 岁前后就已开始发生退变，30 岁前后开始骨质增生，40 岁以上的人有 45% ~ 50% 会出现骨质增生。60 岁以后，80% 以上的人或多或少会出现骨质增生。随着年龄的增长，关节的软骨逐渐退化，细胞的弹性减少，骨关节在不知不觉中被磨损，尤其是活动度较大的颈、腰关节。损伤的关节软骨缺少血液供给营养时，就很难修复。这时，在关节软骨的周围，血液循环比较旺盛，就会出现代偿性软骨增长，即为骨质增生的前身。时间久了，增生的软骨又被钙化，这就是骨质增生，也叫骨刺。事实上只要骨刺逐渐适应了关节活动的需要，就不会再生长了。颈椎病的 X 线片显示，大多数颈椎病的颈椎可有不同程度的骨质增生或骨赘形成。许多学者认为这些增生物并非颈椎病的主因。

哪些人容易患颈椎病

多数颈椎病患者一般有从急性发作到缓解、再发作、再缓解的规律。多数颈椎病患者预后良好。但神经根型颈椎病预后不一，其中麻木型预后良好，萎缩型较差，根痛型介于两者之间。椎动脉型颈椎病多发于中年以后，对脑力的影响较严重，对体力无明显影响，有的椎动脉型患者终因椎－基底动脉系统供血不足形成偏瘫、交叉瘫，甚至四肢瘫；脊髓型颈椎病对患者的体力损害较为严重，如不积极治疗，多致终生残疾，但对脑力的影响小。那么，哪些人最易患颈椎病呢？

🌳 白领一族

刘先生刚过 30 岁，就是高新一家公司的经理。两三年前他感觉有时脖子发硬，背部酸胀，开始他以为是累的，过一段就会好。后来感觉越来越重，发展到颈部活动受限，上肢觉得没劲，有时还出现麻木感。曾到一些专科门诊进行理疗、牵引，也吃过不少药，症状时好时坏。某一天，症状突然加重，稍一动就头晕，两腿站不起来，卧床休息一个多月，症状仍不见缓解。最后不得不去医院诊治，被诊断为椎动脉型颈椎病。

此前刘先生以为颈椎病是中老年人的"专利"，他刚过30岁啊！但医生告诉他，近年来30多岁出现颈椎病的人逐渐增多。白领一族之所以易患颈椎病，是因为颈椎病与人们的生活、工作方式有直接关系，坐多动少，工作紧张，长期伏案，甚至在电脑前一坐几个小时，导致颈肩肌过度疲劳。

白领一族预防颈椎病应从年轻时就开始予以足够重视，保持良好的生活习惯，选择合适的工作、学习姿势，要尽可能多动一动，多走走路，爬爬楼梯，长时间伏案后站起来做做工间操，活动活动四肢、颈椎，坚持良好的颈椎保健功能锻炼等十分有益。

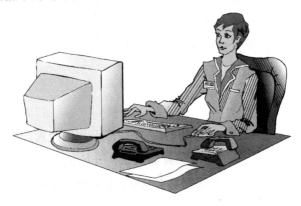

中老年人

有不少中老年人都患有颈椎病，临床过程中也发现颈痛多发生于中老年人。之所以如此，是因为人过中年以后，颈椎间盘退变老化加重，可引起毗邻的神经、血管和脊髓受压，发生错综多变的症状，即为颈部疼痛。颈椎的前屈活动以颈椎 4～5 和 5～6 颈椎为中心，后伸活动以 4～5 颈椎为中心，而且下颈段在颈椎活动中所受的应力最大和较集中，故临床上颈椎 4～5、5～6 及 6～7 颈椎间盘变性最早和最常发生。

中老年人易患颈椎病，但患了颈椎病该如何对待呢？颈椎退变是不可遏制的生理过程，尽管其发生时间有先有后，这是不可抗拒的客观规律。如果在退变过程中能保持各方面的平衡，就不会出现太大的问题。要在退变过程中保持各方面的平衡，就必须使退变在自然的情况下进行，若不顺应自然趋势，可使退变向可能造成疾病的方向发展，这就要求中老年人全面了解颈椎病的治疗常识。

青少年也要积极预防颈椎病

流行病学统计表明，以往颈椎病以中老年人为主，但是近年来这种多发病已明显年轻化，临床中 20 余岁中重度颈椎病患者已不少见。统计表明，年轻患者正以每年约10%的比例迅速攀升。之所以如此，是由于近年来，由于大部分青少年都长久使用电脑，长期处于坐位，尤其是低头工作和学习，造成颈后部肌肉韧带组织的劳损；而且在屈颈情况下，椎间盘的内压力大大增高，使髓核后移而出现退变，颈椎病就会在不知不觉中缠身。

另外，伏案时姿势欠妥会导致椎间隙炎症水肿，严重的也可造成颈椎间盘膨出。其主要症状为颈肩疼痛、头痛、眩晕等。目前，因颈椎病而引发脑供血不足、胃肠疾病等多种颈源性疾病的青少年越来越多。所以，青少年也要预防患颈椎病，要注意劳逸结合，如果发生颈部不适要及时有效地治疗，以避免产生不良后果。

颈椎病的特异报警信号

颈椎病是一类综合征，由于病变组织和部位的不同，综合征的内容大不相同。因此颈椎病的症状是多种多样的，这就给人们的诊断带来了困难。许多颈椎病患者因被误诊而长期得不到有效治疗。颈椎病的症状以及所累及的器官、组织所表现的症状，在上面各型颈椎病中已作了介绍。但是，颈椎病除了前述症状外，还有许多特异的表现。由于这些

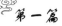

表现似与颈椎病的症状多"风马牛不相及"，易与其他疾病混同，故极易被误诊，造成患者久治不愈，蒙受本可避免的痛苦。那么，颈椎病的特异报警信号有哪些呢？

血压增高

在临床上有这么一部分高血压患者，经常血压不稳，多呈升高表现，血压长期得不到控制。实际上此种血压不稳有可能是由于颈椎小关节错位或增生，压迫刺激椎动脉和颈交感神经节，导致椎动脉痉挛，颈椎－基底动脉供血不足，反射性地使血管运动中枢兴奋性增高，引起血压升高。颈部损伤后反应性水肿，干扰颈部的紧张反射也会造成血管运动中枢紊乱，引起血压不稳。体液调节失常，颈部肌肉痉挛僵硬使颈曲改变，造成血管异常，影响大脑供血，使脑内二氧化碳浓度增高，刺激血管运动中枢兴奋性增强，也能导致血压升高。所以生活中当中老年人觉得颈部肌肉疼痛、转头不灵活时，或出现头痛、头晕、耳鸣、失眠、多梦、记忆力减退、眼睛干涩、视力减退或出现假性近视、复视、流泪、胸闷、心慌、心动过速或过慢、胃肠蠕动增加等植物神经功能紊乱症状时，一定要警惕颈性高血压的偷袭。如果颈部检查可触及结节状、条索状硬块或触及棘突或横突偏歪，压痛明显，或 X 线片示有颈曲病变、骨质增生或关节紊乱等，要警惕这时颈性高血压已经悄然来临了。

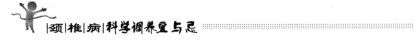

视力障碍

颈椎病确实能引起近视障碍。颈椎病变可以影响人的视力,造成常见的视物模糊、视力下降、眼睛胀痛、眼睑疲劳、睁眼无力、怕光流泪、眼前冒金星等,而且可以造成视野缩小、视力锐减、甚至失明等。这种因颈椎病变造成的视力障碍称为颈性视力障碍,其特点为:眼部症状与头颈部姿势改变有明显的关系,眼部症状和颈椎病症状同时发生或相继出现,眼科检查常查不出明显的病因,按颈椎病治疗则视力改善(颈椎病影响视力的原因可能与颈椎病变造成的植物神经功能紊乱和椎-基底动脉供血不足有关)。对于这样的眼病,不将颈椎病治好,单纯从眼科方面着手,是无济于事的。

吞咽困难

颈椎病患者吞咽时往往有梗阻感,食管有异物感,少数有恶心、呕吐、声音嘶哑、干咳、胸闷等症状。这是由于颈椎前缘骨质增生直接压迫食管后壁而引起食管狭窄,或因颈椎病引起植物神经功能紊乱,导致食管痉挛或过度松弛而出现的症状;也可因骨刺形成使食道周围软组织发生刺激反应引起。此种表现极易被误诊,所以颈椎病患者就诊时,若被医生要求张大嘴巴暴露咽喉,可不要有别的想法。对于确诊是吞咽异常的颈椎病患者,在排除其他疾病的基础上,可采用颈咽同治的治疗原则,辨病与辨证相结合。诊治过程中尤其注重患者咽喉部的炎症情况。根据炎症的程度，结合其他症状与实验室检查结果，运用中药益气化瘀和清咽方药治疗，常用黄芪、丹参、板蓝根、玄参、防己、薏苡仁等。如炎症较重，使用清咽解毒的中药量应适当加量，往往能取得较好疗效。如配合坚持每天做 2～3 次颈椎保健操，则疗效更好。

🌳 频繁落枕

"落枕"，就是一觉醒来，发生颈部疼痛和活动受限。轻者起床做适当的颈部运动后，症状逐渐消失；重者颈痛越来越重，出现头昏、头痛、颈肩背痛、手臂麻痛，甚至引起心悸、胸闷等不适症状。频繁落枕是颈椎病的一种早期信号。频繁"落枕"，说明颈椎周围的韧带已松弛，失去了维护颈椎关节稳定性的功能，称为"颈椎失稳"，椎关节已有发生"错位"的可能。继椎关节失稳、错位之后，可累及颈椎间盘，使之亦发生失代偿。此时加强保健，可及时预防颈椎病发病；如仍不预防，"落枕"发生频繁，就会诱发颈椎病。

🌳 胃肠不适

我的朋友老齐最近总觉得颈部酸痛，右上肢麻木、上腹饱胀、隐隐作痛，有时还恶心呕吐。到医院经胃肠钡餐透视和胃镜检查，都未查出结果，服用多种胃药也无济于事。后再经医师仔细问过病情，认真做了检查，认为是颈椎病

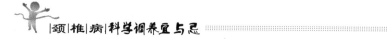

的可能性大。经过拍颈椎的 X 线正、侧、斜位片，结果证实颈椎有明显的增生现象，从而确认，老齐的胃病是由颈椎病引起的，医学上叫"颈胃综合征"。

事实上，颈胃综合征易与胃溃疡、浅表性胃炎、萎缩性胃炎混在一起，表现为食欲不振、恶心呕吐、便稀或便秘、体重下降等。这是因为颈椎不断刺激或损伤颈交感神经感受器，传到大脑皮质后，使颈交感神经张力兴奋性增强，从而抑制胃的分泌和蠕动，副交感神经亢进又使胃分泌和蠕动加快，从而出现多食、胃痛、胃酸、口苦等。因此，临床称此病为"颈胃综合征"。在治疗时，除防治颈椎骨质增生外，应注意改善植物神经的营养。需要说明的是颈椎病引起的慢性胃肠异常，可随着颈椎病的加重或好转而变化。由于颈胃综合征痛在胃而病在颈，故治疗应先治颈椎病再治胃。

猝然倒地

李小姐今年 35 岁，供职于一家外贸公司，需要长时间伏案工作。前不久，她突然出现没有原因的头痛、呕吐，去医院检查头部拍片，却没有发现任何问题。病休一个星期后，她重新回到公司上班。某天中午，她抬头起身准备出门吃饭，突然眼前漆黑，随即晕倒在地。送到医院经过检查，被诊断为颈椎病。后来我告诉李小姐，有的颈椎病患者常在站立或走路时因突然扭头，使身体失去支持力而

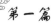

猝倒,倒地后因颈部位置改变而清醒并站起,不伴意识障碍,亦无后遗症,但多伴有头晕、头痛、恶心、呕吐、出汗等植物神经功能紊乱的症状。这是由于颈椎增生性改变压迫椎动脉引起基底动脉供血障碍,导致暂时性大脑供血严重不足所致。在临床上出现猝倒症状的时候往往表明病情已经十分严重。

 后枕头痛

许多人后枕部经常出现疼痛,而且随着年龄的增大,疼痛越来越频繁,经过医生检查之后,大多数被诊断为颈椎病。临床认为,颈椎病引起的头痛主要有以下5个原因:

(1)因颈椎病累及颈部肌群,引起颈部肌肉持久痉挛性收缩,导致肌肉的血液循环障碍,可游离出乳酸、5- 羟色胺、缓激肽等致病物质而引起头痛。

(2)颈椎病直接刺激、压迫或牵拉头部头痛敏感组织而引起头痛。

(3)病变刺激、压迫或损伤第一、二、三对颈神经而引起头痛,尤以枕部为重,也可通过延髓或脊髓三叉神经核的反射作用,而使疼痛放射至头部。

(4)病变可刺激或压迫椎动脉周围的交感神经丛或颈部其他交感神经,使椎 - 基底动脉系统或颅内外动脉舒缩障碍而产生头痛。

(5)椎动脉型颈椎病患者,因病变直接累及椎动脉,

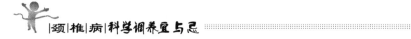

使椎－基底动脉系统供血不足而产生头痛。

 ## 心脏功能异常

颈椎病引起的心脏异常表现与心脏病类似。如一位患者曾因此症状被误诊为心脏病长达 6 年，每服用心脏病药虽能暂时缓解症状，但不能根除，致使精神和身体都饱受痛苦。后经专家详细诊断才被确诊为颈椎病，采取对症措施后病情基本得到控制。中老年人是冠心病和颈椎病的多发人群，所以中老年人"颈心综合征"易被误诊为冠心病。但颈心综合征的心绞痛与冠心病中的心绞痛是有区别的。它与劳力负荷增加、情绪激动无关，服用硝酸甘油类药物及钙离子拮抗剂不能缓解；而颈椎负荷增加却常常是此类心绞痛的诱发因素，如高枕卧位，长时间维持过度仰头、低头的体姿，长时间头颈转向一侧，脊背受凉，潮湿，扭伤，劳累等。冠心病则与此不同，ST 段及 T 波缺血性改变与颈部负荷增减无关，仅在劳累或运动时加重。"颈心综合征"的治疗主要是保障椎－基底动脉系统的供血，以及减轻炎症病变。同时，还要防止心肌缺血、心律失常、改善炎症组织病变等。

乳房疼痛

颈椎病可以引起胸前区类似心绞痛样痛及心律失常等，而顽固性的女性乳房疼痛作为患颈椎病时神经根受累的症状之一则很少被人们所认识。有些患者长期乳房疼痛而久治无效,甚至怀疑是否患了乳腺癌而背上沉重的思想包袱。大量的研究资料表明,颈椎退变以及胸廓出口综合征等都可引起顽固性乳房疼痛,多呈慢性疼痛,其疼痛往往和颈椎活动及其位置有关,并与颈椎病的其他症状成正比;多为单侧乳房疼痛,中老年女性多见。另外还有颈部活动受限、胸大肌触压痛,以及受累神经根支配区的肌力、感觉和反向的异常。在 X 线片上颈椎常有退行性变的征象,如骨刺、椎间隙狭窄等,以颈 6 和颈 7 部位受累最为常见。而心电图、胸片及乳房本身并无异常。故当有长久治疗不愈的乳房疼痛疾患时,要考虑是否患有颈椎病。

活动颈部时有"格嗒"的响声

有些人在活动头部时感觉到颈部有"格嗒""格嗒"的响声,这是由于长期低头工作的人或从事某种特定职业的人,颈部韧带肌肉容易受到牵拉或劳损以致韧带变性、钙盐沉积而产生钙化,在颈部活动时韧带相互摩擦,出现响声。有些人感到颈部僵硬不适,按揉颈部时可摸及到肌肉中有硬块隆起。拍 X 线片,颈椎 3 ~ 7 棘突、关节边缘可见到密度增高的钙化影,同时有不同程度的骨质增生。医生常诊断为颈韧带钙化。这些都预示着颈椎

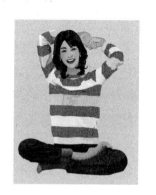

已有退行性改变,随时或已有颈椎病的发生,必须引起重视,早发现、早治疗,颈椎病是完全可以康复的。

 长期失眠

刘先生失眠两年,每晚睡眠不到半小时,失眠将他折磨得痛苦不堪。随后刘先生又开始出现肩颈痛,疼痛导致他整夜难以入睡,有时好不容易睡着,但不到半小时又痛得惊醒过来,此后再难以入睡,失眠也越来越严重,两年来饱受煎熬、吃尽苦头。后来医生给他做了认真细致的检查,发现他的颈椎间隙和弯曲度均异常改变,遂采取了按摩治疗和手法复位等技术治疗。经治疗,刘先生的症状日渐减轻,10多天后症状完全消失,他终于恢复了正常睡眠。由此可见睡眠障碍也可能成为颈椎病的报警信号。实际上长期伏案工作的白领大多都有睡眠障碍,原因有很多,但颈椎的病变导致睡眠障碍的发生率越来越高,应引起警惕。这是由于颈椎病变导致大脑供血不足所致。

扭头时出现眩晕

眩晕的产生与颈部有关,常于颈部活动时出现,特别是猛然扭转或向后仰头幅度较大时易引起,有时轻微活动也可出现,如卧床或起床时,甚或夜间翻身时均可引起。其时,患者会突然感到眩晕,甚至感到"翻心"、呕吐甚至大汗淋漓,随即闭目不敢动。轻者数秒即愈,重者可持续数日,或更长时间。但需要说明的是眩晕在神经内科、耳鼻喉科和骨科医生之间，对于其病因也常常是分不清的，更不用说患者自己。引起眩晕的病因多种多样，决非颈椎病一种，而颈椎病中也只有椎动脉型和交感神经型患者才会出现眩晕，就是临床医生常说的"颈性眩晕"。所谓"颈性眩晕"则是指由于某些病因引起椎动脉供血不足的一类中枢性眩晕，颈椎病只是其中较为常见的一种病因，属于椎-基底动脉供血不足类疾病。如果青年人出现颈性眩晕，常由其他原因引起，如寰枕畸形、颈肋等先天畸形。对此，治疗时应给予改善脑血循环的药物，如给予扩张颅内血管、改善微循环、消除脑水肿等的药物，常可取得立竿见影的效果。

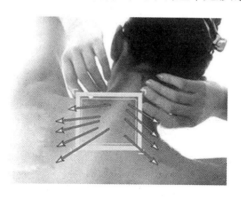

治疗颈椎病关键在于早期发现、早期治疗

在一家高新公司当工程师的刘先生，患颈椎病已经5

年，常常出现手指麻木、头晕、脖子僵硬。由于平时工作过于忙碌，刘先生也没有把颈椎病当作大病来对待，每当症状加重时，就随便服用一些止痛的药物来减轻症状。近日，他突然感觉头晕，脖子剧烈疼痛，随后瘫倒在地。到医院检查，其颈部 X 光片显示：颈椎侧弯，重度骨质增生，骨刺压迫颈部神经根和脊髓，导致突然发病瘫痪。之所以如此，是因为刘先生和很多颈椎病患者一样，在颈椎病初、中期并不重视，颈椎病发作时随便服用消炎止痛药物，这虽然在一定程度上暂时缓解了症状，但错过了治疗时机，症状越来越严重。刘先生就是因为没有及时得到有效的治疗，延误了病情，才引发了意外的典型事例。所以，专家提醒：颈椎病并不可怕，关键是早期发现，早期治疗。

颈椎病的治疗原则

　　颈椎病一般病程较长，病情复杂，另外由于颈椎病患者的突出节段不同、病情轻重不同，各种疗法都有其适应证和禁忌证，所以要求患者应熟悉颈椎病常识，学习颈椎病的相关知识，了解颈椎解剖特点，积极预防颈椎病的发生，做到科学治疗颈椎病。治疗时要循序渐进，持之以恒，选择有效方法，以求尽早痊愈。另外在治疗过程中，强调

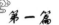

原则性与个体化相结合，不同的患者应当采取不同的方法。除此之外，颈椎病的治疗还应遵循以下基本原则。

以非手术治疗为主

颈椎病的非手术治疗是极为重要的一类治疗方法，只要长期坚持，科学指导，颈椎病一般能够治愈。宜于颈椎病的非手术治疗方法有外贴、牵引、按摩、灸疗、理疗、康复锻炼等方法，要根据病情不同，在医生的指导下确定具体方案综合治疗。可以说绝大部分颈椎病非手术疗法有良好的效果，是大多数患者首选的治疗方法；只有少数经长期非手术治疗效果不肯定，痛苦难忍或虽有一定效果但症状反复发作者，可以考虑手术治疗。另外，少数患者症状急性发作，疼痛剧烈难忍，严重影响生活，特别是夜间难以入眠者，估计非手术治疗难以在短期内奏效，应考虑尽早手术治疗。

应强调整体观念

颈椎病在临床上表现为局部，实则是全身性疾病。所以在颈椎病治疗上要做到局部与整体相结合，譬如：科学合理的全身运动能缓解颈椎病的症状，对防止颈椎病的发展有极大的益处。事实上有许多颈椎病患者就是坚持了全身性的运动疗法而治愈的。

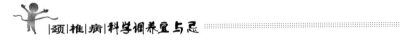

宜中西医结合治疗

目前，国内外治疗颈椎病的方法很多，多采用中西医结合多种方法治疗颈椎病。其中，通过中医非手术疗法可获得较好的疗效，且花钱少、痛苦小，很受欢迎。只有极少数病例，如神经、血管、脊髓受压症状进行性加重，或者反复发作，严重影响工作和生活，颈椎病患者才需要西医手术治疗。中医非手术疗法有手法治疗、颈部围领、颈椎牵引、局部封闭、理疗、针灸及功能锻炼等，治疗时应根据患者病情选择适当的方法。另外，对于处于颈椎病不同阶段的患者，采用的治疗手段应有所不同。颈椎病患者采取中西医结合的方法治疗，具有优于单纯用某一种方法治疗的效果，这已为大量的临床研究所证实。

诊断颈椎病应做哪些检查

颈椎病的检查方法有许多种，医生通过一定的临床检查就可初步诊断颈椎病的性质，然后再通过一系列仪器检查则可确诊。由于临床试验与检查方法简单，在一般的医院即可进行。

应做 X 线检查

凡颈椎病患者都应拍正位及侧位、双斜位 X 线片。X

线片可有颈椎生理前凸消失或后凸、椎间隙狭窄、椎体缘或钩突骨赘形成、项韧带钙化等表现。X线片显示被累关节边缘尖锐增生，间隙变狭，椎间边缘不整齐，颈脊柱弧度不圆满等。本病需与颈椎结核、颈肋、颈前斜肌综合征、雷诺病及心绞痛等相区别。

（1）正位：观察有无枢环关节脱位、齿状突骨折或缺失。第7颈椎横突有无过长，有无颈肋。钩锥关节及椎间隙有无增宽或变窄等。

（2）侧位：主要有以下表现。

1）曲度的改变：颈椎发直、生理前凸消失或反弯曲。

2）异常活动度：在颈椎过伸过屈侧位X线片中，可以见到椎间盘的弹性有改变。

3）骨赘：椎体前后接近椎间盘的部位均可产生骨赘及韧带钙化。

4）椎间隙变窄：椎间盘可以因为髓核突出，椎间盘含水量减少发生纤维变性而变薄，表现为椎间隙变窄。

5）半脱位及椎间孔变小：椎间盘变性以后，椎体间的稳定性低下，椎体往往发生半脱位，或者称之为滑椎。

6）项韧带钙化：项韧带钙化是颈椎病的典型病变之一。

（3）斜位：摄脊椎左右斜位片，主要用来观察椎间孔的大小以及钩椎关节骨质增生的情况。

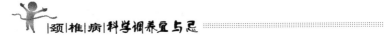 **宜做 CT 或磁共振检查**

CT 目前已用于诊断颈椎的椎弓闭合不全、骨质增生、椎体骨折、后纵韧带骨化、椎管狭窄、脊髓肿瘤所致的椎管扩大或骨质破坏，测量骨质密度以估计骨质疏松的程度。此外，由于横断层图像可以清晰地见到硬膜鞘内外的软组织和蛛网膜下腔，故能正确地诊断颈椎间盘突出症、神经纤维瘤、脊髓或延髓的空洞症。对于颈椎病的诊断及鉴别诊断具有一定的价值。

磁共振成像是一种新型的高科技影像学检查方法，于 20 世纪 80 年代初才开始应用于临床的医学影像诊断新技术。它具有无电离辐射性（放射线）损害、无骨性伪影、能多方向（横断、冠状、矢状切面等）和多参数成像、高度的软组织分辨能力，无须使用对比剂即可显示血管结构等独特的优点。对于颈椎疾病而言，磁共振可清晰显示颈椎间盘组织后突、压迫硬脊膜囊和脊髓的情况，以及有无静脉回流受阻、受压局部脊髓内有无囊性变等情况。

宜做肌电图检查

颈椎病及颈椎间盘突出症的肌电图是由于不论是颈椎病还是颈椎间盘突出症都可使神经根长期受压而发生变性，从而失去对所支配肌肉的作用。这样，失去神经支配的肌纤维，由于体内少量乙酰胆碱的刺激，可产生自发性收缩。

颈椎病因椎间盘广泛变性，引起骨质增生，损害神经根的范围较广，出现失去神经支配的肌肉也多些。在病变的晚期和病程较长的患者，在主动自力收缩时，可以出现波数减少和波幅降低。而颈椎间盘突出症往往为单个椎间盘突出，其改变多为一侧上肢，失神经支配的肌肉范围呈明显的节段分布。

 其他检查

（1）实验室检查：三大常规、血沉、抗"O"一般正常，类风湿因子阴性。脑血流图可见左右椎动脉不对称，尤其在转动颈部时，患侧可出现波幅明显下降，脊髓造影可见颈段不全或完全性梗阻等。

（2）脑血流图、脑电图检查：有的患者需要进一步做脑血流图、脑电图检查，根据几种结果做出综合判断。

 颈椎病的临床实验诊断法

（1）前屈旋颈试验：前屈旋颈试验是颈椎病临床诊断方法之一。先令患者头颈部前屈，之后嘱其向左右旋转活动，如颈椎处出现疼痛即为该试验阳性，提示颈椎骨关节病，表明颈椎小关节多有退行性病变。

（2）击顶试验（图1-6）：令患者头偏向患侧，检查者左手掌放于患者头顶部、右手握拳轻叩左手背，则患者出现肢体放射性痛或麻木，表示有神经根性损害；对神经根性疼痛症状明显者，检查者用双手重叠放于头顶，向下加压，即可诱发或加剧症状。当患者头部处于中立位或后伸位时出现加压试验阳性称之为 Jackson 压头试验阳性。

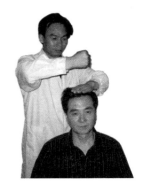

图 1-6　击顶试验

（3）颈神经根牵拉试验（图 1-7）：该试验因同时可检查臂丛神经，故又称为臂丛神经牵张试验。患者取坐位或站位，头稍低并转向健侧。检查者立于患者患侧，一手抵于患侧顶部，并将其推向健侧，另一手握住患者手腕部将其牵向相反方向，如患者肢体出现麻木或放射痛时，则为阳性。但判断时应注意，除神经根型颈椎病者可为阳性外，臂丛神经损伤者亦可呈现阳性结果。

（4）引颈试验（图 1-8）：该试验又称颈椎间孔分离试验，即对疑有神经根性病变者，让其端坐，检查者双手分别托住患者下颌，并以胸或腹部抵住患者枕部逐渐向上行颈椎牵引，以逐渐扩大椎间孔。如上肢麻木、疼痛等症状减轻或有颈部松快感则为阳性，此多为神经根型颈椎病。

（5）椎动脉扭曲试验：该试验又称为仰头转颈试验，根据病情令患者取坐位或站位，并快速做仰头转颈动作（即

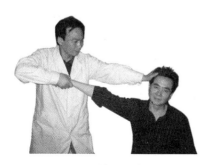 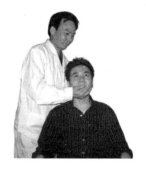

图1-7　颈神经根牵拉试验　　　图1-8　引颈试验

先仰头到最大限度紧接着转颈），使椎动脉突然产生扭曲。如出现明显的头昏、头晕、视雾、闪光、恶心、呕吐或倾倒，即为阳性。

特别提醒

一般的颈椎病单凭发病特点普通人同样也可诊断，患者以青壮年为多，症状以颈部酸、痛、胀及不适为主，一般躺下后症状减轻，站位或坐位加重，做向上牵颈试验，颈部症状立即减轻或消失。中年以后，有慢性发作性颈僵伴有肩臂麻痛，或有头晕、头昏、耳鸣、视雾、猝倒症，或有下肢麻沉无力及震颤、瘫痪，或有肢端发凉、发绀等。体征有颈丛、臂丛神经根受挤压表现，或椎动脉、脊前动脉受挤压表现，或有颈脊髓受挤压表现，或有颈交感神经受挤压表现。

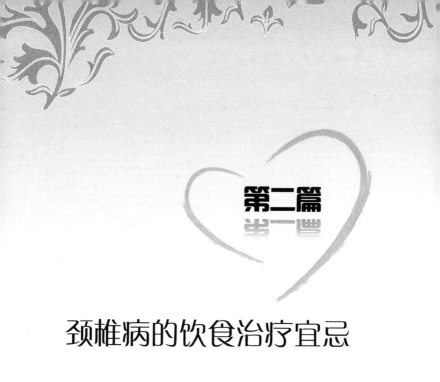

第二篇

颈椎病的饮食治疗宜忌

颈椎病的饮食调养宜忌

　　人以食为本，无论是个体还是群体，都离不开饮食，所以说饮食是生命的根本，是人体生命的基础。我国古代医学家很早就认识到这个问题，同时也认识到饮食在健康长寿以及疾病治疗中的重要作用，这就是中国古代医学中的饮食养生。饮食养生就是指通过合理科学的饮食以达到营养机体、调治疾病、提高人体健康水平的一种手段。而饮食养生，随着数千个春秋更迭，日月流逝，历代医学家经过不断地充实、完善，到现在已成为世界饮食文化的瑰宝。可以说饮食相比药物对人体的保健养生作用要大得多。因为虽然饮食与药物都有治疗疾病的作用，但饮食每人每天都要吃，与人们的关系较药物更为密切，所以历代医学家都主张"药疗"不如"食疗"。对于颈椎病患者而言，饮食疗养应注意以下几点。

应合理搭配食物

　　颈椎病患者的饮食要合理搭配，不可单一偏食。只有加强各种营养，才能有利于颈椎病的康复。合理饮食，应根据食物不同的性质，加以合理平衡的安排，这也是人们所说的营养学的原则。食物一般分两大类：一类是主食，主要是提供热能，如米、面都属于这类食物；另一种食物，称为副食，主要为调剂饮食品味，提供多种营养素，如豆类、肉类、水果和蔬菜等。主食中所含的营养是不同的，粗细要搭配吃，不可单一偏食。粗细、干稀、主副搭配的全面营养可满足人体需要，促进患者的康复和维持正常人体的需要。

 应对症进食

由于颈椎病与椎体增生、骨质退化疏松关系紧密，所以颈椎病患者应以富含钙、蛋白质、B族维生素、维生素C和维生素E的饮食为主。其中钙是骨骼的主要成分，以牛奶、鱼、猪尾骨、黄豆、黑豆等含量为多。蛋白质也是形成韧带、骨骼、肌肉所不可缺少的营养素。B族维生素、维生素E则可缓解颈部疼痛，解除疲劳。总之，对症进食，有利于颈椎病患者的康复。如颈椎病属湿热阻滞经络者，应多吃些葛根、苦瓜、丝瓜等清热解肌通络的果菜；如属寒湿阻滞经络者，应多吃些狗肉、羊肉等温经散寒之食物；如属血虚气滞者，应多进食公鸡、鲤鱼、黑豆等食物。

 应多食蔬菜水果

蔬菜不但是重要的副食，而且是人体所需维生素的重要来源，虽曰补充辅助，但从人体功能方面而言，却是不可缺少的。蔬菜是人们膳食的重要组成部分，含有人体所需的各种营养素，其成分的主要特点为：水分含量高，蛋白质和脂肪含量低，但维生素 C、胡萝卜素、无机盐及膳食纤维却十分丰富，为人们膳食中营养素的主要来源。蔬菜有深色和浅色两类区别，深色蔬菜的营养价值一般优于浅色蔬菜，是颈椎病患者每日不可缺少之食品，在饮食营养治疗中有举足轻重的作用。但不同的蔬菜的养生作用，各有不同。

水果中也含有丰富的维生素、微量元素等多种营养物质，既可同蔬菜一起共同供给人们多种营养成分，又可以调剂不同口味，还可以在治疗疾病中充当不同角色。颈椎病患者常吃水果，有滋补强身、延年益寿的功效。水果以柑橘类的营养价值较高，此外，水果还含有各种有机酸、芳香物质、色素等成分，这些物质虽非营养素，但对增进食欲，帮助消化，丰富颈椎病患者的膳食具有重要意义。

宜食用橄榄油

橄榄油中富含各种抗氧化物质（维生素 E、多酚等），这些物质在消除自由基和一些与慢性病及衰老有关的分子，以及延长寿命等方面都起着积极的作用。橄榄油有助于钙的吸收，对骨质钙化有积极的作用。食用橄榄油越多，骨骼的矿化作用就越好。所以近年来营养学家主张颈椎病患者经常食用点橄榄油为好。

宜食红花籽油

红花籽油是目前市场上颇为受宠的食用油之一。红花籽既可作为油料制取食用油，又可为医用。用红花籽榨的油，是优质的食用油，很容易被人体所吸收。它的亚油酸含量是所有已知植物油中含量最高的，高达80%以上，被营养界公认为"亚油酸王"。它还含有丰富的维生素 E 等，其本身不含胆固醇。由于红花籽油在加工提取过程中未进行化学处理，天然成分未被破坏，因而它是新世纪健康人群最理想的烹调用油，也是迄今为止，油脂中最有益于人体健康的食用油之一。在药用上，红花籽是贵重药材之一，有活血、通经、逐淤、止痛之功效，所以营养专家主张颈椎病患者急性期宜食红花籽油。

忌吃油炸食物

油炸食物含脂肪量甚高，一次食入较多，胃肠道难以承受，很容易导致消化不良。另外，油炸类食物产热量高，颈椎病患者常吃可导致体内热能过剩，并引起肥胖。特别应该指出的是，常吃油炸食物，还可增加患癌症的危险性，因多次使用的油里含有较多的致癌物质。另外食物中所含的各种营养成分，是维持生命、调节生理功能、进行新陈代谢不可缺少的物质，而油炸食物损害了食物中的大部分维生素，由此可见颈椎病患者还是以少吃油炸食物为宜。

饮食不宜过于忌口

颈椎病患者除不宜于食用烟酒等刺激品、油炸及刺激性食物外，一般饮食不宜过于忌口。由于颈椎病是由颈椎间盘老化退变开始，继而椎体边缘、椎间关节发生骨质增生，关节囊、韧带等松弛、劳损、钙化，以及小关节错位，颈脊柱不稳定，所有这些变化压迫了脊髓、神经纤维、血管才导致一系列的症状和体征。从颈椎病的发生发展看，这种情况不是哪一种食物所能左右，盲目地"忌口"，反而影响患者的营养情况和精神状态，不但对颈椎病康复不利，而且对整个身体不利。因此，颈椎病患者无需过于忌口。

治疗颈椎病的药粥方

　　粥，俗称稀饭。药粥，即用适当中药加适量的米煎煮为粥，叫做药粥。药粥疗法，是在中医理论的指导下，选择适当的中药，和米谷配伍，再加入一定的调味配料，同煮为粥，以药疗疾，以粥扶正的一种预防和治疗疾病的食疗方法。随着社会的发展和医学的进步，历代医学家创制了不少宝贵的药膳食治方剂，其中就有药粥，它既能滋补强身，又能防治疾病，因而受到了医家和广大群众的普遍欢迎。远在春秋战国时期，我国医药学书籍就有了药粥记载，至今大约有700余种药

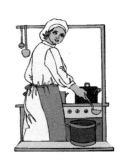

粥。其中既有单味药粥，也有复方药粥；既有植物类药粥，也有动物类的药粥。种类繁复，效能各异。以下药粥方可供颈椎病患者对症选用。

葛根五加粥

【配料】葛根、薏米仁、粳米各50克，刺五加15克。

【制法】原料洗净，葛根切碎，刺五加先煎取汁，与余料同放锅中，加水适量。武火煮沸，文火熬成粥。可加冰糖适量。

【功效】祛风、除湿、止痛。主治风寒湿痹阻型颈椎病，颈项强痛。

【用法】日服2次，温热食用。

山参桃仁粥

【配料】山楂30克，丹参15克，桃仁（去皮）6克，粳米50克。

【制法】原料洗净，丹参先煎，去渣取汁，再放山楂、桃仁及粳米，加水适量，武火煮沸，文火熬成粥。

【功效】活血化瘀，通络止痛。主治气滞血瘀型颈椎病。

【用法】日服2次，温热食用。

【配料】川芎10克，当归、蚕蛹各15克，粳米50克。

【制法】 原料洗净，加水适量，先煎川芎、当归，去渣取汁，再加蚕蛹、粳米，武火熬成粥。功用养血活血。

【功效】适用于气滞血瘀型颈椎病，体质虚弱者。

【用法】日服2次，温热食用。

【配料】粳米50克，生姜5片，连须葱数根，米醋适量。

【制法】生姜捣烂与米同煮，粥将熟加葱、醋。食后覆被取汗。

【功效】祛风散寒。主治颈椎病感受风寒感冒、症状加重者。

【用法】日服2次，温热食用。

特别提醒

　　生姜是一味极为重要的调味品，同时也可作为蔬菜单独食用，而且还是一味重要的中药材。它可将自身的辛辣味和特殊芳香渗入到食物中，使之鲜美可口，味道清香。生姜药用以老姜最佳，具有祛散寒邪的作用。颈椎病患者着凉、感冒时不妨熬些姜汤，能起到很好的预防、治疗作用，如果和肉桂混合饮用，效果更佳。生姜还能促进血液循环，所以主张颈椎病患者在平时或感受风寒时食用生姜粳米粥。

川乌香米粥

【**配料**】生川乌 12 克，香米 50 克。

【**制法**】慢火熬熟，下姜汁 1 茶匙，蜂蜜 3 大匙，搅匀，空腹啜服。

【**功效**】散寒通痹。主治经络痹阻型颈椎病。

【**用法**】日服 2 次，温热食用。

【配料】川乌 10 克，当归 20 克，生姜 10 克，粳米 100 克，蜂蜜适量。

【制法】将川乌、当归、生姜煎 1 小时，取汁与粳米煮粥，临熟时再调入蜂蜜，每日分 2 次服。

【功效】散寒通痹。主治经络痹阻型颈椎病。

【用法】日服 2 次，温热食用。

川乌当归粥

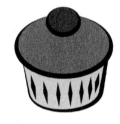

杭芍桃仁粥

【配料】杭白芍 20 克，桃仁 15 克，粳米 60 克。

【制法】先将白芍水煎取液 500 毫升，再把桃仁洗净捣烂如泥，加水研汁去渣，二汁液同粳米煮熟。

【功效】活血、养血、通络。主治气滞血瘀型颈椎病。

【用法】日服 2 次，温热食用。

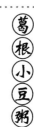

【配料】葛根15克,赤小豆20克,粳米30克。

【制法】葛根水煎去渣取汁,赤小豆、粳米共煮粥服食。

【功效】主治颈椎病,适用于颈项僵硬者。

【用法】日服2次,温热食用。

【配料】牛肉丁50克,糯米100克,枸杞20克。

【制法】牛肉丁、糯米共煮粥,待粥将煮好时放入枸杞,再共煮成粥,加调味后服食。

【功效】主治颈椎病,适用于颈项不利、下肢痿软者。

【用法】日服2次,温热食用。

芝麻枸杞粥

【配料】黑芝麻30克,枸杞子50克,羊肾1对,大米200克。

【制法】取黑芝麻、枸杞子、羊肾（洗净去筋膜切碎）、大米,加水适量,以小火炖烂成粥。

【功效】滋阴补肾,适用于偏肾阴虚的颈椎病。

【用法】日服2次,温热食用。

鸽子韭菜粥

【配料】鸽子1只,韭菜100克,大米100克,黄酒20毫升,精盐2克,味精3克,姜丝3克,葱末10克。

【制法】（1）将鸽子活杀,去毛,去内脏,洗净,斩成大块;大米淘洗干净;韭菜洗净,切段备用。

（2）锅内加水适量,放入鸽子块、大米、黄酒、精盐、姜丝、葱末共煮粥,八成熟时加入韭菜段,再煮至粥熟,调入味精即成。

【功效】补益肝肾、益精养血。可用于治疗肾阳虚衰型颈椎病。

【用法】每日1剂,分早晚2次服食。连用数日。

【配料】牛奶 500 克，粳米 100 克。

【制法】粳米淘洗干净，放入锅内倒入清水，大火煮沸后，改用文火煮至六成熟，加入牛奶，继续煮至成粥。

【功效】润肺通肠，补虚养血。主治体弱无力，食欲不佳，午后潮热，失眠多梦等症。

【用法】早晚服食。

【配料】木瓜、陈皮、丝瓜络、川贝母各 10 克，粳米 50 克。

【制法】原料洗净。木瓜、陈皮、丝瓜络先煎，去渣取汁，加入川贝母（切碎），加冰糖适量即成。

【功效】化痰、除湿、通络。适应于痰湿阻络型颈椎病。

【用法】早晚服食。

人参粳米粥

【配料】人参 3 克，粳米 50 克，大枣 15 克。

【制法】人参粉碎成细粉，米、枣洗净后入锅，加水适量，武火煮沸，文火熬成粥，再调入人参粉及白糖适量。

【功效】补益气血。适应于气血亏虚型颈椎病。

【用法】日服 2 次，温热食用。

参芪龙眼粥

【配料】党参、黄芪、桂圆肉、枸杞子各20克，粳米 50 克。

【制法】原料洗净。党参、黄芪切碎先煎取汁，加水适量煮沸，加入桂圆肉、枸杞子及粳米，文火煮成粥，加适量白糖即可。

【功效】补气养血。适应于气血亏虚型颈椎病。

【用法】日服 2 次，温热食用。

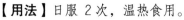

颈椎病粥疗宜忌

养生粥是药物疗法、食物疗法与营养疗法相结合的一种独特的疗法。药物与米谷配伍，同煮为粥，相辅相成，能收到药物与米谷的双重效应。比如：干姜是用于温胃散寒的药物，但无补肾之效，粳米可以健脾益气，却无温胃散寒之力，倘若干姜和粳米同煮成粥，则就具有温补脾胃的双重功效，是治疗脾胃虚寒的食疗良方；再如苁蓉羊肉粥，方中苁蓉为补肾壮阳的中药，羊肉是温补脾肾的食物，同粳米煮成稀粥，不仅可以增强温补肾阳的作用，又能收到温脾暖胃的效果。由此可见使用养生粥是防治疾病、强身健体、养生保健的一种极为重要且有效的方法。

药粥疗法作为一种中医饮食治疗颈椎病方法，在使用过程中，应做到"根据病情，辨证选粥"。身体虚寒的颈椎病患者宜吃散寒的生姜粥；体质虚弱的颈椎病患者，要根据气虚、血虚、阴虚、阳虚的不同类型，而分别采用补气、补血、补阴、补阳的药粥，切不可笼统地来个"虚则补之"。另外颈椎病患者辨证选粥还要注意季节性，由于中药有寒热温凉之性，所以在应用时，要注意到不同季节的用粥特点，比如冬季调养宜吃温性粥，如选食羊肉粥，能收到温补元阳、暖中御寒的效果。此外，饮食习惯，南北有异，在煮制药粥加用配料时，也要适当注意到"南甜北咸，东辣西酸"的特点。

颈椎病患者宜喝的药茶

药茶疗法是指应用某些中药或具有药性的食品，经加工制成茶剂以及饮、汤、浆、汁、水等疗效饮料，用于防治疾病的一种方法。药茶具有茶与药的共同作用，对颈椎病有良好的效果，但最好在医生的指导下使用。因为不同的药茶在治疗上有不同的功效，只有使用得当，才会取得很好的疗效。平时颈椎病患者可喝些银花茶、菊花茶、枸杞茶和银耳羹等中药茶饮，既可补充水分又能防治疾病，颈椎病患者不妨试一试下面的药茶方。

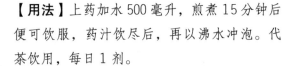

【配料】木瓜 15～20 克，南五加 12 克，炙甘草 6 克。

【功效】舒筋活络，和胃化湿。适用于因湿邪引起的骨节疼痛、四肢拘挛、颈部不适等。

【用法】上药加水 500 毫升，煎煮 15 分钟后便可饮服，药汁饮尽后，再以沸水冲泡。代茶饮用，每日 1 剂。

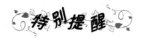

特别提醒

　　木瓜又称"铁脚梨"，富含各种维生素、矿物质、纤维素及果糖，果肉丰满香甜，气味独特，颇受人们喜欢。木瓜味道清甜、软滑多汁，不但营养丰富还有药用价值，既可鲜吃又可做佳肴。利用它，中国的食谱上多出了不少防病治病的美食。

【**配料**】枸杞叶500克，苦丁茶叶500克。

【**功效**】祛风活血，舒筋止痛，养阴清热，生津止渴。适用于风湿痹痛、跌打损伤、颈部不适等。

【**用法**】将枸杞叶与苦丁茶叶各等分，共研粗末，用滤泡袋分装，每袋4克。每日2次，每次1袋，以沸水冲泡10分钟，代茶频饮。

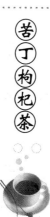

苦丁枸杞茶

杜仲茶

【配料】杜仲叶15克，绿茶3克。

【功效】补肝肾，强筋骨，兴阳事。适用于治疗脾肾阳虚引起的腰膝酸痛，阳痿早泄，尿频尿急等症。长期饮用具有抗衰防老，延年益寿之功效。

【用法】将杜仲叶切细，与茶叶一同入茶杯内用沸水冲泡10分钟即可。代茶饮用。

特别提醒

杜仲性味甘、微辛、性温，补肝肾，强筋骨。现代中医药学的研究也证明了杜仲有强身壮骨的作用。杜仲还具有降压、安胎、利尿、抗菌作用。因此可制成多种中成药、汤剂、膏剂等来治疗疾病。近年来，通过对杜仲化学成分的分析，发现杜仲树皮和叶子中，含有丰富的维生素E和胡萝卜素，还有维生素B_2和微量的维生素B_1，以及铜、铁、钙、磷、硼、锌等13种元素，这些都是人体需要的。杜仲的营养丰富，可以制成保健饮品（口服液、保健茶、药酒）。适当服用杜仲茶能够预防疾病，具有良好的保健作用，同时对改善颈椎病的临床症状有一定的作用。

【配料】虎杖 20 克，独活 10 克，秦艽 9 克。

【功效】清热利湿，活血通经。此方对有湿热之象的颈椎病痛，可收捷效。

【用法】上述药物研为粗末，置保温瓶中，用沸水适量冲泡，盖闷 20 分钟。代茶饮用。每日 1 剂。

【宜忌】孕妇不宜服。

虎杖艽独茶

独活茶

【配方】独活 20 克。

【功效】祛风散寒利湿。适用于神经根型颈椎病。

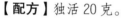

【用法】将上药以水煎煮。代茶饮用。

【配料】海米 10 克，绿茶 3 克。

【功效】温肾壮阳。可治疗肾阳虚型颈椎病等。

【用法】将二味放入杯中，沸水冲泡 15 分钟即可。代茶饮用。海米茶经反复饮用，淡而无味后，可连虾米、茶叶吃掉。

海米茶

特别提醒

　　海米也称虾米或虾仁，为海产白虾、红虾、青虾加盐水焯后晒干，纳入袋中，扑打揉搓，风扬筛簸，去皮去杂而成，即经加盐蒸煮、干燥、晾晒、脱壳等工序制成的产品。因如舂谷成米，故称海米。其中以白虾米为上品，色味俱佳，鲜食成美。白虾须长，身、肉皆为白色，故前人有"曲身小子玉腰肢，二寸银须一寸肌"之咏。海米食用前加水浸透，肉质软嫩，味道鲜醇，煎、炒、蒸、煮均宜，味道鲜美，为"三鲜"之一。海米营养丰富，富含钙、磷等多种对人体有益的微量元素，是人体获得钙的较好来源，海米的含钙量比奶制品和鸡蛋中钙的含量还要高。所以海米最宜于补钙的人食用。另外，海米中蛋白质含量非常高，在55%以上。海米性温味甘，具有健胃化痰、壮阳补肾等作用，对肾虚脾弱、筋骨疼痛有食疗作用，所以颈椎病的食疗常选海米。

颈椎病的药酒治疗方法

　　药酒即是一种加入中药的酒，是选配适当的中药，经过必要的加工，用度数适宜的白酒或黄酒为溶媒，浸出其有效成分，而制成的澄明液体。药酒在我国已有数千年的历史，是祖国医药学的宝贵遗产。它既能防病治病，又可滋补身体，延年益寿，并具有服用方便，疗效确切，便于存放等优点，因而深受历代医学家重视，成为我国传统医学中的重要治疗方法。酒是极好的有机溶媒，可以浸出许多水不能浸出的有效成分，多数药物的有效成分都可溶在其中。所以药酒有时比同样的中药煎剂、丸剂作用更佳，在防治疾病方面更有着好的疗效。在我国医药史上，药酒已处于重要的地位，成为历史悠久的传统剂型之一，在医疗保健事业中也同样享有较高的声誉，同样在防治颈椎病方面有着较好的疗效。

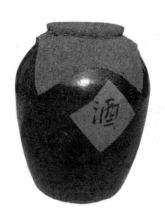

蛤蚧蕲蛇酒

【配料】蛤蚧（去头爪）10克，蕲蛇（去头）30克，白酒600毫升。

【制法】上药入酒中浸7天，去渣过滤，贮瓶中备用。

【功效】祛风，通络，止痛。适用于神经根型颈椎病。15天为1疗程，间隔7~10天后继服第二疗程。

【用法】早、晚各1次，每次10~15毫升。

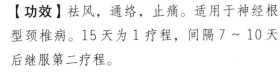

【配料】制川乌20克，制草乌20克，薄荷50克，炮干姜50克，当归50克，淡竹叶50克，陈皮50克，甘草50克。

【制法】此酒为市售成药，口服1次15毫升，1日1~2次，温服。

【功效】祛风散寒，舒筋活络。主治颈椎病肢体麻木、筋骨疼痛及风寒湿痹等症。

【用法】早、晚各1次，每次10~15毫升。

川乌草乌酒

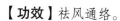

【配料】乌梢蛇1条，白酒500毫升。

【制法】将蛇除去内脏，置净瓶中用好酒500毫升浸泡3～4日后，即成药酒。或用乌梢蛇肉1条，除去内脏，袋盛，酒曲适量置于缸底，糯米饭盖之。3～7日酒熟，去渣将酒收贮瓶中。

【功效】祛风通络。

【用法】每次服15毫升，每日3次。

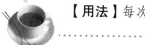

特别提醒

　　除去内脏的乌梢蛇干燥全体，是传统的中药材，名为"乌蛇"或"乌梢蛇"。据《本草纲目》记载，乌梢蛇肉能医治"诸风顽痹，皮肤不仁，风瘙隐疹，疥癣等，功效与白花蛇同，而性善无毒"。蛇胆、蛇蜕也可入药。蛇皮薄韧，可用作胡琴膜和皮制工业品，因此是捕蛇者大量捉取的对象。乌梢蛇现为国家二级重点保护野生药材物种。

【配料】独活 30 克，桑寄生 20 克，秦艽 30 克，防风 20 克，细辛 12 克，当归 50 克，白芍 30 克，川芎 20 克，生地 150 克，杜仲 50 克，牛膝 15 克。白酒 1500 毫升。

【制法】上药捣碎置于净瓶中，用酒浸泡，密封瓶口，经 14 天后开取，去渣备用。不拘时，随量饮用。

【功效】益肝肾，补气血，祛风湿，止痹痛。主治颈椎病肢体麻木、疼痛。

【用法】早、晚各 1 次，每次 10～15 毫升。

【配料】牛膝 15 克，秦艽 15 克，天门冬 15 克，薏苡仁 5 克，独活 10 克，细辛 10 克，制附子 10 克，巴戟天 10 克，五加皮 15 克，肉桂 10 克，杜仲 15 克，石楠叶 10 克。白酒 1000 毫升。

【制法】将细辛炮炙后，上药共捣细，用酒浸于净瓶中，冬 10 日、春 7 日、秋 5 日、夏 3 日后开封，去渣备用。

【功效】散寒祛风，舒筋活血，温经止痛。主治颈椎病手臂麻木不仁、肌肉酸痛。

【用法】早、晚各 1 次，每次 10～15 毫升。

牛膝薏米酒

【配料】牛膝 30 克，薏苡仁 30 克，酸枣仁 30 克，赤芍 30 克，制附子 30 克，炮姜 30 克，石斛 30 克，柏子仁 30 克，炙甘草 20 克。

【制法】上药共捣细和匀，用好酒 1500 毫升浸泡，封口，7 日后开封，取汁去渣，瓶装备用。

【功效】祛风，散寒，除湿。主治颈椎病手臂麻木、疼痛。

【用法】早、晚各 1 次，每次 10 ～ 15 毫升。

草乌细辛酒

【配料】生草乌 10 克，细辛 3 克，洋金花 6 克，冰片 16 克。

【制法】先将前三味药研末，用 50% 酒精 300 毫升浸泡，冰片另用 50% 酒精 200 毫升浸泡，每日搅拌 1 次，约 1 周全部溶化，滤去渣，将二药液和匀，用有色玻璃瓶贮藏。

【功效】祛风，散寒，除湿。主治颈椎病手臂麻木、疼痛。

【用法】此酒为外用药酒。每次用棉球蘸药液少许涂痛处或放痛处片刻，痛止取下，每天 2 ～ 3 次。

【配料】新鲜木瓜 300 克，白砂糖 80 克，白酒 500 毫升。

【制法】将木瓜洗净，擦干表面水分，连皮切成片，种子亦可应用，不必丢弃，放入酒器中，加入酒和砂糖，搅拌后，放置阴凉处密封浸泡半年，取上清酒液服用。

【功效】利湿解痉，舒筋止痛。

【用法】每日 2 次，每次 15～20 毫升。

【配料】白花蛇 1 条，全虫、雪莲花各 15 克，地龙、黑蚂蚁、威灵仙各 20 克，没药、当归各 10 克，制川乌、制草乌、川牛膝、红参各 10 克，白酒 1000 毫升。

【制法】将上诸药装入盛白酒的陶瓷罐或玻璃瓶内浸泡，罐口密封，浸泡 7 日后启用。

【功效】祛风通络，散寒止痛，补肝益肾。可用于治疗颈椎病、坐骨神经痛。

【用法】每日服药 3 次，每次 15～10 毫升，2 周为一疗程。

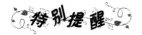

我国新疆及青藏高原，群峰林立，在积雪线下生长着一种名贵的药用花卉——雪莲。据研究，雪莲是珍贵的药用植物，具有除寒痰、壮阳补血、暖宫散瘀、治月经不调等作用，还具有治疗肾虚腰痛、祛风湿、通经活血等症的作用。雪莲全草入药，在 7 ～ 8 月初开花时采集，药效最好。雪莲不能用水煎服（因含挥发油），可单独用白酒泡浸，一朵大的雪莲加白酒 500 克，泡 7 天后即可服用。日服 2 次，每次 10 毫升。对风湿性关节炎、颈椎病引起的上肢麻木、腰酸腿痛均有良好疗效。

颈椎病患者药酒治疗宜忌

药酒不宜过量服用，因药物过量必会有毒性。药酒的用法一般应根据病情的需要、体质的强弱、年龄的差异、酒量的大小等实际情况出发，一般每次喝 15 ～ 20 毫升，酒量小的患者可将药酒按 1 :（1 ～ 10）的比例与加糖的冷开水混合，再按量服用。

药酒中虽含有酒精，但一般服用量少，对人体不会产生有害影响。但有些患者，如患慢性肝肾疾患、较重的高血压病、气管炎、肺心病、胃病、十二指肠溃疡及皮肤病的患者，要在医生的指导下使用；妊娠及哺乳期女性不宜用药酒；小儿也不应服药酒；年老体弱者用量应适当减少。患有糖尿病、尿酸过高的患者同样要在医生的指导下饮服药酒。

有一点应注意，选用药酒要对症，不能拿药酒当一般酒饮。有人以为药酒无碍，多喝一点没关系，这种认识是错误的。喝药酒过量不但能醉人，而且可能会引起不良反应，所以不可以滥饮。药酒在医疗上不同于一般的酒，有规定的疗程，病症祛除后，不应再服用。

药酒不宜佐餐或空腹饮用。如佐餐饮用则影响药物的迅速吸收，影响药物疗效的发挥。空腹饮酒则更能伤人。空腹饮药酒 30 分钟，药酒中的酒精对机体的毒性反应可达到高峰，所以一般宜在早晚餐半小时之后饮用。

药酒不宜冷饮。饮药酒时应该加热到 20℃以上温饮。这样既可减少对胃肠的刺激，而且由于药酒中醛类的沸点只有 20℃左右，把酒烫温，醛类就挥发掉了，减少了其对人体的危害。药酒不宜混合饮用，两种以上的药酒混合饮用，由于药物的治疗作用不同，在体内产生不同的反应，会引起头痛、恶心等药物毒性反应，甚至可致药物中毒。

服用某些西药时，饮用药酒须慎重。饮酒并服用巴比妥类中枢神经抑制药会引起中枢抑制。精神安定剂氯丙嗪、异丙嗪、奋乃静、安定、利眠宁和抗过敏药物扑尔敏等，如与酒同用，对中枢神经亦有协同抑制作用，轻则使人昏睡，重则使人血压降低，产生昏迷。

中医辨证属湿热、阳盛体质者，要慎用药酒。饮用药酒后不宜立即针灸，不宜立即行房事。不习惯饮酒的人，在服用药酒时，要先从小剂量开始，逐步增加到需要服用的量。有些老年人喜用药酒代酒饮，实属错误，因为药酒是针对不同疾病或体质应用的，如药症不合会引起副作用。如平时阴虚内热的人服用鹿茸酒会"火上加油"，使病症加剧。

颈椎病的汤、羹调养方法

汤羹保健是中国饮食文化与中医药文化相结合的产物。厨师调五味，医生亦调五味，两者既有共性又有不同之处，对食疗的把握即是将两者巧妙地结合在一起。从历史源流、方药构成、制作过程、科学分析各个方面来看，汤羹保健都是饮食与医药的精华所在。但需要说明的是作为颈椎病患者的保健汤羹，首先应满足食物应该具有的色、香、味、形、触等基本要求；而从作为药的一方面来说，则应尽量发挥食物本身的功效，并进行合理搭配，辨证用膳。若需要加入药物，药物的性味也要求尽量甘、淡、平和、无异味，不能因用药就丢了膳。

 伸筋鲳鱼汤

【配料】当归6克，伸筋草15克，板栗适量，鲳鱼1条。

【制法】将当归、伸筋草、板栗，与鲳鱼一条共煮汤，食鱼饮汤。

【功效】主治颈椎病。适用于颈椎病引起四肢麻木、足软无力者。

【用法】佐餐当汤服食。

【配料】黄芪20克，虾皮50克。

【制法】先将黄芪切片，入锅，加水适量，煎煮40分钟，去渣，取汁，兑入洗净的虾皮，加水及葱、姜、精盐等调味品，煨炖20分钟，即成。

【功效】补益脾肾，补充钙质，抗骨质疏松，辅助治疗颈椎病。

【用法】佐餐当汤服食。

 黄芪虾皮汤

三七瘦肉汤

【配料】三七 12 克，生地 30 克，大枣 4 个，瘦猪肉 300 克。

【制法】将三七打碎，与生地、大枣、瘦猪肉入沙锅，加适量水，大火煮沸后改小火煮 1 小时至瘦肉熟烂，调盐适量。

【功效】活血化瘀，定痛。主治气滞血瘀型急性颈椎病。

【用法】饮汤吃肉，隔日 1 剂。

【配料】羊肉 100 克，大葱 30 克，生姜 15 克，大枣 5 枚，红醋 30 克。

【制法】将上述原料加水适量，做汤 1 碗。

【功效】益气，散寒，通络。主治中医寒湿型颈椎病。

【用法】日食 1 次。佐餐当汤服食。

姜葱羊肉汤

五子羊肉汤

【配料】羊肉250克,枸杞子、菟丝子、女贞子、五味子、桑椹子、当归、生姜各10克,肉桂5克。

【制法】原料洗净,菟丝子、女贞子、五味子纱布包,羊肉切成片,用当归、生姜、米酒、花生油各适量,炒炙羊肉后,放入沙锅内,放入余料,加水、盐适量,武火煮沸后,文火煎半小时,取出菟丝子、女贞子、五味子纱布包,加入蜂蜜适量即成。

【功效】补肝肾、益气血。适应证:肝肾亏虚型颈椎病,伴有肌肉萎缩、腰膝酸软等症。

【用法】早晚随量饮用。

特别提醒

　　羊肉是我国人民食用的主要肉类之一,较猪肉的肉质要细嫩,较猪肉和牛肉的脂肪、胆固醇含量都要少。羊肉性温热,补气滋阴,暖中补虚,开胃健力,在《本草纲目》中被称为补元阳、益血气的温热补品。不论是冬季还是夏季,人们适时地多吃羊肉可以去湿气、避寒冷、暖心胃。羊肉历来被当做冬季进补的重要食品之一。寒

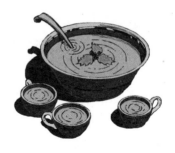

冬常吃羊肉可益气补虚，促进血液循环，增强御寒能力。羊肉还可增加消化酶，保护胃壁，帮助消化。中医认为，羊肉具有补肾壮阳的作用，适合男士经常食用。羊肉还有开胃健力、通乳治带的功效，对血气不足、虚劳瘦弱、脾胃虚冷、腹痛、少食或欲呕、肾虚阳衰、腰膝酸软、尿频、阳痿等均有一定的疗效。对于寒湿性颈椎病患者而言，羊肉无疑是最佳的食物。

【配料】猪骨（最好是猪尾骨）200～300克，杜仲、枸杞子各12克，桂圆肉15克，牛膝10克，淮山药30克。

壮骨汤

【制法】原料洗净，猪骨斩碎，共入锅内，加水适量，武火煮沸，文火煎40～60分钟，加适量花生油、盐、葱、姜等配料，取汤服用。

【功效】补肝肾，强筋骨。适用于肝肾不足型颈椎病。

【用法】早晚随量饮用。

【配料】葛根 30 克，猪脊骨 500 克。

【制法】葛根去皮切片，猪脊骨切段，共放锅内加清水适量煲汤。

【功效】益气养阴，舒筋活络。适用于神经根型颈椎病。症状为颈项疼痛，活动不利，伴头痛、眩晕、耳鸣、视物模糊、腰腿疼痛等，舌质淡红少苔，脉细。

【用法】饮汤食肉，常用有效。

补维生素有益于调养颈椎病

维生素是人体不可缺少的一种营养素，是"维持生命的营养素"。从生物化学概念看来，它们是这样的一类有机物：在人体内的含量很小，但生理作用很大，因为它们参与人体物质与能量代谢，调节广泛的生理与生化过程，从而维持了人体正常的生理活动。因此，有人把维生素称作"生命催化剂"。但它与我们熟悉的三大营养物质（蛋白质、脂肪、糖类）不同，其本身既不是构成人体组织器

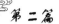

官的成分，也不能为人体提供能量，而是主要参与人体内的生理调节过程。目前被公认的人体必需的维生素有14种，这些维生素的结构复杂，理化性质和生理功能各不相同。

宜补维生素C

维生素C是一种具有广泛生理作用的营养素，可促使细胞内合成胶原蛋白，为维持健康所必需。当出现颈椎病时，如果机体不能提供足够的胶原蛋白来修复破损处，椎间盘的愈合则较为缓慢。如果补充适量的维生素C，就有助于产生量足且质较好的胶原蛋白，从而起到促进疾病康复的作用。所以颈椎病患者应多吃些富含维生素C的食物，或者可经常服用一些维生素C制剂。

宜补维生素D

在钙、磷的生化代谢上，维生素D的主要生理功能是促进肠吸收进而增加血清钙，并且把血清钙和磷的浓度维持在正常范围内，从而维持重要的细胞功能并促进骨骼矿化，在保持健康的矿化骨骼中扮演重要的角色。维生素D不足常见于老年人，这是由于老年人皮肤合成维生素D和肠吸收减少，缺乏阳光照射以及维生素D摄入量不足等因素造成。许多研究都表明，每天补充维生素D 400～800U，可以有效地消除老年人维生素D缺乏症，可以减少脊椎和其他骨骼的骨折，提高骨密度，从而有效降低患颈椎病的概率。但并非所有的维生素D都能有效地促进人体对磷、钙的吸收沉积，如常见的维生素 D_2，需经肝脏转化为 1, 25- 羟维生素 D 之后，才能发挥作用。而维生素 D_3 则可使钙、磷不必经肝、肾的转化直接为人体所吸收，沉积于骨骼上。所以颈椎病患者补充维生素 D_3 更为适宜。

宜补维生素 E

20 世纪 60 年代，科学家发现，人体正常的细胞放在体外培养，一般分裂 60～70 代，就会出现衰老甚至死亡的情况；如果在培养液中加入维生素 E，细胞分裂的次数便会增加 1 倍左右，即到 120～140 代才衰老，说明这种营养素使人体细胞的寿命翻了一番。因此认为维生素 E 具有抗衰老、延年益寿的作用。后来科学家认识到维生素 E 的这一作用在于它是一种非常强的抗氧化剂，可阻止有毒自由基对机体的伤害。椎间盘的纤维环是由结缔组织形成的，结缔组织的形成离不开维生素 E。患颈椎病后已有不同程度的肌肉萎缩者，可用维生素 E 缓解。

补矿物质调养颈椎病

人体所含各种元素中，除碳、氢、氧、氮主要以有机化合物形式存在外，其他各种元素无论含量多少统称为矿物质。营养学家说，矿物质在人体中仅占 3.5%，但它在生命过程中起的作用却是十分重要。宇宙间的一切物质，都是由元素参与构成的。矿物质参与人体组织构成和功能形成，是人体生命活动的物质基础。人体内约有 50 多种矿物质，如钙、镁、钠、钾、磷、硫、氯、铁、铜、锌等。这些矿物质的功能各不相同，在人体内有不同的作用。颈椎病宜补的矿物质如下。

 钙

许多流行病学调查和临床观察的结果表明，在制约颈椎间盘结构与功能的众多因素中，钙缺乏是成年人颈椎间盘退变的原因之一。膳食中的钙元素是非常重要的，通过改善膳食中对钙的摄取，可以预防颈椎病的发生，并能帮助已患有颈椎病的人改善症状。正常人每日摄入钙量约为 10 毫克 / 千克体重，其中少量为人体所利用，大部分随尿及大便排出，以维持钙的代谢平衡。如果摄入的钙量减少，或是肠吸收功能障碍，或是从尿及大便中排泄量增加，则易引起缺钙。所以，颈椎病患者应在医生的指导下适量补钙。在食物中，牛奶是钙的最好来源。

锰

颈椎病与膳食中锰的摄入不足有很大关系。临床资料表明，有的颈椎病患者的血锰含量仅为正常人的 1/4 左右。实验指出，锰可能促进骨质的合成，因为缺锰的动物会发生软骨发育不良和骨关节畸形疾患。当然，人体缺乏锰引起的麻烦还远不仅是颈椎间盘退变、骨质疏松，还可引起动脉硬化等其他疾病。植物性食物是供给身体锰的主要来源。小麦、稻米中含锰量较高，但加工愈精细，锰的含量愈少，所以要多吃粗粮。一些坚果类食品和扁豆、大豆含锰丰富，蔬菜如萝卜缨、大白菜中也含有较多的锰，茶叶和咖啡中含锰也很丰富。如果检查体内缺锰，可选择黄豆、荞麦、燕麦片、豆腐皮、扁豆、腐竹、韭菜等多加食用。

硼

骨骼是由钙和磷混合构成的。如果饮食中缺少含硼的食物，钙就会大量消耗，特别是骨质中钙的排出增多，吸收减少。而人体一旦出现缺钙就容易患骨质疏松症，尤其是人过了40岁后，骨的生成减少，吸收增多，骨皮质变薄，髓腔增宽。尤其是女性应注意选择含硼的食物，平时多注意水果的摄入，可有效避免缺硼的发生。苹果、雪梨含硼量最丰富。蔬菜中的萝卜缨及萝卜、雪里红、油菜、香菜等的含硼量也很丰富；其他含硼比较丰富的食物还有核桃、豆类及豆制品、花生、牛奶、鸡蛋、海带等。必要时可在医生的指导下吃一点硼的制剂。

锌

锌在自然界广泛存在，但主要存在于海味及肉类食物中。这是因为一般含蛋白质较高的食物其含锌量都较高，如肉类、猪肝、家禽，尤其在海产品中含量更高，如牡蛎、海蟹，在田螺、黄鳝中锌含量也不低。植物性食物不但含锌量较低，且吸收率也差，并可受到加工的影响，如粮食加工越精细，锌的含量就越低。豆类如黄豆、绿豆和赤豆及坚果类中都含有一定量的锌。颈椎病患者多食含锌

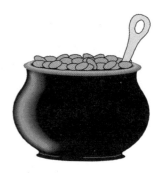

较高的食物有益，也可在医生的指导下适量补充锌制剂。

胶原蛋白食物宜于防治颈椎病

医学专家推荐，正常人，尤其是颈椎病患者宜食富含胶原蛋白的食物，主要有肉皮、猪蹄、牛蹄筋、鸡翅、鸡皮、鱼皮及软骨等。这是为什么呢？

我们知道无论是儿童、青年还是中老年人都需补钙，人们在日常生活中也日益注重钙的补充，但即使这样，大多数人还是患有骨质疏松。即使有的中老年人查骨密度还可以，但是由于缺乏韧性，也易发生骨折。经过临床实验室检验，骨质疏松患者的血液中钙的含量比正常人要大，其原因是骨骼中的钙流入了血液中，可见补钙并不能完全解决问题。这究竟是怎么回事呢？对此就有人提出钙的吸

收问题，于是又增加了维生素 D 或复合钙片，但到头来还是避免不了这种情况的发生。随着科学的发展和大量临床实践，终于找到了致使人体骨质疏松的主要根源，以及所引发各种骨关节病（包括颈椎病）的关键，那就是骨胶原蛋白的缺失。

原来骨胶原蛋白对骨骼起到了韧性的作用，身体吸收的钙必须依附在骨胶原蛋白上才可能大量沉积于骨骼中。如果骨胶原蛋白补充不足，则不易固定钙质，造成钙质流失，致使骨密度下降，形成骨质疏松，即使有大量的钙质补充，由于缺失骨胶原蛋白，骨骼虽硬但是没有了韧性，还是易发生骨折。由此可见，骨胶原蛋白的缺失，才是钙流失的关键，也是导致骨质疏松的根本原因。用一个比喻来形容，"骨胶原蛋白在骨骼中就像一个发散的纤维网，钙有序地分布在网上形成一个整体的骨骼"。

大多数的颈椎病患者都有骨质疏松，易发生骨折，这说明两者之间必有联系。其根源就是缺失了骨胶原蛋白。由于骨胶原蛋白的缺失，使颈椎关节的韧带变得松弛，颈椎间盘发生退行性病变，或者由于外力及长期的不恰当姿势，使颈椎关节韧带受到损伤。由于骨胶原蛋白不足，韧带很难得到修复，使颈椎关节稳定性下降，颈椎间盘发生退行性病变，纤维环弹力减退（与骨胶原蛋白不足有关）。这也就是食物营养学家主张颈椎病患者在补钙的同时，尽量多食胶原蛋白食物的原因所在。

第三篇

运动、娱乐是治疗颈椎病的好方法

运动有益于颈椎病的治疗

　　运动锻炼在某种程度上要比药物治疗好，因颈椎是整个脊椎活动范围最大的部位，但在日常生活中却很少有机会得到充分的活动。而运动具有增强颈部肌肉力量，加强颈椎的稳定性，改善颈部血液循环，有利于颈部组织炎症的消退，预防颈椎关节粘连和骨质疏松的作用，还可矫正颈部不良姿势。实践观察也发现，绝大多数颈椎病患者，尤其是早中期颈椎病患者，经过一个阶段运动疗法的治疗之后，头晕、头痛、头胀、目眩、失眠、心悸等症状便会

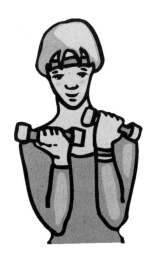

减轻，甚至能完全消失，同时全身健康状况也会出现不同程度的好转。科学家认为运动能改变颈椎病症状可能与下列因素有关。

　　（1）运动可使颈椎病患者情绪安定，心情舒畅，使工作和生活中的紧张、焦虑和激动情绪得以缓解，可改变中枢神经系统某些功能的失调，能加强大脑皮质对皮质下血管运动中枢的调节功

能，使全身处于紧张的状态得以舒张。

（2）坚持运动可使肌肉血管纤维逐渐增大增粗，可改善椎动脉及大脑的供血；运动还能产生某些化学物质，这些化学物质进入血液后，能促使血管扩张、血液循环加快，并有利于血液中胆固醇等物质的清除，使血管保持应有的弹性，因此可有效延缓动脉硬化和颈椎黄斑的形成。

（3）长期坚持运动可调整自主神经功能，降低交感神经的兴奋性，改善血管的反应性，引起外周血管的扩张，促进大脑的供血。

（4）运动能增强体质，尤其是加强颈部肌肉的功能，适当地运动能松解软组织的粘连，纠正脊柱内在平衡与外在平衡的失调，提高颈椎的稳定性、灵活性和耐久性，从而达到良好的治疗及防止复发作用。

颈椎病患者的运动原则

运动疗法能促使颈椎病康复并防止其复发，简便易行。但若运动不当，轻则对身体无益，重则使病情加重。因此，如何科学地开展运动是每个颈椎病患者十分关心的问题。

 运动应适度

运动疗法是指通过锻炼来达到治病祛病的目的。为此，适度运动尤为重要。颈椎病患者要注意掌握运动量的大小，尤其是体质较差的人更要注意。运动量太小达不到锻炼的目的，起不到健身作用；运动量过大则可能增加椎间盘的异常受力，造成新的损伤。颈椎病患者若运动后食欲减退、头昏头痛，自觉劳累汗多、精神倦怠、手臂麻木等症状加重，说明运动量过大，超过了机体耐受的限度。那么，运动量怎样掌握才算合适呢？一般来说，以每次锻炼后感觉不到疲劳困乏且身体轻松为适宜。颈椎病患者开始运动量应小，以后逐渐增加活动量和运动次数。另外，颈椎病患者应选择动作强度中等，持续时间相对较长，但又不剧烈的运动，要以增强颈部肌肉力量为主。患者进行颈部肌肉力量练习时，动作宜慢，用力宜缓。

贵在坚持

运动治病并非一朝一夕之事，贵在坚持。"流水不腐，户枢不蠹"这句话一方面说明了"动则不衰"的道理，另一方面也强调了持久而不间断运动的重要性。运动疗法不仅是形体的锻炼，也是意志和毅力的锻炼。人贵有志，学贵有恒，做任何事情，要想取得成效，没有恒心是不行的。古人云："冰冻三尺，非一日之寒"，说的就是这个道理。这就说明，运动治病要坚持而不间断，三天打鱼两天晒网是不会起到预防和治疗的目的。尤其当颈椎病开始恢复时，更应将运动疗法坚持下去。

宜有张有弛

运动疗法,并非是要持久不停地运动,而是要有劳有逸,有张有弛,才能达到治病的目的。因此,紧张有力的运动,要与放松、调息等休闲运动相交替;长时间运动,应注意有适当的休息,否则不仅影响运动效果,甚至于治病健身不利。另外,为康复而进行的锻炼,应当是轻松愉快的、容易做到的、充满乐趣和丰富多彩的,这样人们才愿意坚持实行。颈椎病患者的运动应当在顺乎自然的方式下进行,在健身祛病方面,疲劳和痛苦都是不可取的。运动时一切顺乎自然,进行自然调息,调心,神态从容,摒弃杂念,神形兼顾,内外俱练,动于外而静于内,动主形而静主养神。这样在锻炼过程中内练精神、外练形体,使内外和谐,体现出"由动入静""静中有动""以静制动""动静结合"的整体思想。

运动应有规律性

医学专家经过长期的研究证明,坚持规律性的有氧活动(如慢跑、走路、游泳、登楼梯等)是预防与康复颈椎病的有效方法。就颈椎病患者恢复期而言,每周保持 3 次运动,才可以称得上是规律性的运动,而对于工作紧张或是经常出差的颈椎病患者,每周至少应有 1 ~ 2 次的规律性运动。为了能够长期地保持规律性的运动,应该计划一下每周的运动时间和内容,注意不要将每次运动的时间间

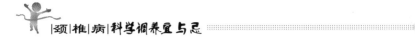

隔安排得太长。只要规律性的运动能够成为您的一种生活方式，很快地，您将在生理和心理两大方面获得很大益处。

治疗颈椎病宜选的运动项目

各型颈椎病患者均有不同程度的颈部肌肉萎缩和肌力下降，造成颈椎内外平衡失调，同时颈部关节囊、韧带、肌肉等组织因炎性反应和缺乏活动等原因而发生粘连，显得僵硬，因此对颈椎病患者来说，选择适宜的运动项目进行锻炼既是一种治疗方法，又是一种极为重要的巩固疗效的手段。恢复期颈椎病患者的运动要以有氧的轻、中度方式为主。适合颈椎病康复运动的运动项目有太极拳、步行、散步等等。一些耐力训练和有氧运动如快走、慢跑、游泳等也可适当选用。是否为适宜的有氧运动的自我判断是，运动结束后心跳频率不过快，身体可有微汗或热感，并且感到精神舒畅，无明显疲乏感。颈椎病患者运动项目的选择还要因人而异。因为每个人身体状况、疾病程度和工作性质不同，所以选择运动锻炼时的项目亦应有别，如经常伏案工作者，要选择一些扩胸、伸腰、仰头的运动项目。具体来说，颈椎病患者要注意以下运动项目的选择。

宜步行运动

医学工作者说：步行是健身抗衰老的法宝，是唯一能坚持一生的有效锻炼方法，是一种最安全、最柔和的锻炼方式。步行锻炼有利于精神放松，减少焦虑和压抑的情绪，提高身体免疫力；步行锻炼能使人的心血管系统持续保持良好的功能；步行促进新陈代谢，增加食欲，有利睡眠。步行主要适宜于恢复期的颈椎病患者，要以中速行进，一般在饭后 30 分钟后进行，以提高耐力，促进新陈代谢。根据实验研究，如果以每小时 3 千米的速度步行，则可把代谢率提高 48%，每日 1 ~ 2 次，总运动量逐渐增加，每日可达数公里。步行时，一是要坚持循序渐进，开始时不要走的过快，应逐渐加快速度；一周后，身体逐渐适应，可以先延长运动的时间，直至每天锻炼半小时，并逐渐增加步行速度。二是要注意适度步行，坚持"三个三、一个五、一个七"。"三个三"：每天应至少步行 3 公里、30 分钟，根据个人的情况，一天的运动量可以分成 3 次进行；"一个五"：每周至少运动 5 天以上；"一个七"：步行不需要满负荷，只要达到七成就可以防病健体。

 宜慢跑运动

慢跑是一项方便灵活的锻炼方法，老幼皆宜，已日益成为人们健身防病的主要手段之一。跑步能促进代谢，控制体重，而控制体重是保持健康的一条重要原则。跑步还能增强体质，延年益寿。坚持慢跑是有效防治颈椎病的特效"药方"，尤宜于恢复期的颈椎病患者。但颈椎病患者慢跑应该严格掌握运动量。决定运动量的因素有距离、速度、间歇时间、每天练习次数、每周练习天数等。颈椎病患者恢复期开始可进行短距离慢跑，从50米开始，逐渐增至100米、150米、200米。速度一般为100米/40秒～100米/30秒。跑的次数：短距离慢跑或跑步练习可每天1次或隔天1次；年龄稍大的可每隔2～3天跑1次，每次20～30分钟。跑

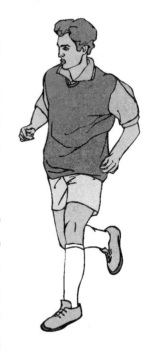

的脚步最好能配合自己的呼吸，可向前跑2、3三步吸气，再跑2、3步后呼气。跑步时，双臂以前后并稍向外摆动比较舒适，上半身稍向前倾，尽量放松全身肌肉，一般以脚尖着地为好。

宜打太极拳

太极拳运动的特点是举动轻灵，运作和缓，呼吸自然，用意不用力，是静中之动，虽动犹静，静所以养脑力，动所以活气血，内外兼顾，心身交修。该运动使意识、呼吸、

动作三者密切结合，从而达到调整人体阴阳、疏通经络、和畅气血，使人的生命得以旺盛，故可使弱者强，病者康，起到增强体质、祛病延年的作用。太极拳和一般的健身体操不同，太极拳不但活动全身各个肌肉群、关节，还要配合均匀的深呼吸与横膈运动，而更重要的是需要精神的专注心静、用意，这样就对中枢神经系统起了良好的影响，从而给其他系统与器官的活动和功能改善打下了良好的基础。对于颈椎病患者而言，科学研究发现，打太极拳不仅可增强心肺耐力及上肢肌力，当练习 3 ~ 6 个月后，轻微颈椎病患者甚至可依靠这种方法促使颈椎病明显好转。所以颈椎病患者不可忽视太极拳的作用，以练简化太极拳为主，也可选择其中的某些动作等反复练习，每次 10 ~ 15分钟，每日 1 ~ 2 次。

宜悬垂锻炼

颈椎病患者可利用门框或单杠等物进行悬垂锻炼，每日早晚各 1 次。具体方法：用双手握住比自己身体稍高的单杠或门上框，双手用力一拉，使身体悬吊起来，动作像单杠的"引体向上"，让身体的重量向下坠，从而起到牵引作用。如果两只胳膊的力量小，不能完全将身体悬吊起来，可让脚后跟离地，脚尖负担支撑身体的一部分重量。为了方便悬吊，可在家中的两屋门头上，架一根六分粗的铁管，每天早晚各悬吊一次，每次 3 ~ 5 分钟，胳膊累了就休息一会儿。悬垂时应注意放松腰部及下肢，使重量自然下垂，以达到牵引颈椎的目的；悬垂的上下动作一定要轻，避免因跳上跳下的动作过重而损伤颈椎，加重病情。悬垂法锻炼要循序渐进，运动量逐渐增加，并持之以恒。

特别提醒

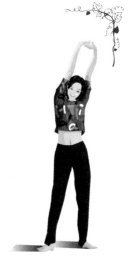

在医院做牵引，受到时间和经济条件的限制，而在家里做既不用花钱也不用专门找时间，一早一晚就行了。经常进行悬身锻炼，椎间盘挤压得到放松，逐渐恢复其弹性，能防止椎间盘受到挤压引起椎间盘脱出或膨出，同时促进颈椎之间的肌肉、韧带逐渐发达，避免颈部肌肉的萎缩退化，增强颈部肌肉对颈椎的支撑功能。这种悬身动作，还能锻炼胳膊和肩部肌肉的力量，增强这些关节的灵活性，对防止肩周炎和老年人驼背也有一定作用。有的颈椎病患者还患有肩周炎和轻微驼背，通过悬身锻炼，不仅治好了颈椎病，也把这两种病也"捎带"治好了。

宜于练爬行

爬行运动是指颈椎病恢复期患者四肢着地进行爬行锻炼。爬行锻炼能调整血液循环和血液分配，减轻心脏和脊柱的垂直负荷，对于防治心脑血管疾病及康复颈椎病有帮助。因为运动医学专家观察到，四肢爬行的动物比直立行走的动物血液更流畅，而且很少患颈椎疾病。具体运动方法为：双手、双膝着地或着床，头部自然上抬，腰部自然下垂，每天 2 次，在床上进行绕圈，每次爬行长度为 20 米左右。

宜于蛙泳

蛙泳在换气时颈部从平行于水面向后向上仰起，头部露出水面呼吸，头颈始终处于后低、前仰的状态，正好符合颈椎病的锻炼原则，因此能对预防和治疗颈椎病起到积极的作用。不过，蛙游防治颈椎病要因时、因人而异，严重的颈椎病患者就不能进行游泳锻炼，此时蛙泳动作容易对颈椎产生损伤。所以，建议患者最好先到医院进行体检，根据病情再考虑运动的方式。

宜甩手

甩手是一种十分简易的锻炼方法，对于颈椎病患者、体弱者特别适宜，它有利于活跃人体生理功能，行气活血，疏通经络，从而增强体质，提高机体抗病能力。甩手方法及注意点如下。

（1）站立姿势：双腿站直，全身肌肉尽量放松，两肩、两臂自然下垂，双脚分开与肩同宽，双肩沉松，掌心向内，眼平视前方。

（2）摆臂动作：按上述姿势站立，全身松静 1～2 分钟后，双臂开始前摆（勿向上甩），以拇指不超过脐部为度（即与身体成 45°），反回来，以小指外缘不超过臀部为限，如此来回摆动。甩手要全身放松，特别是肩、臂、手部，以利气血通畅，要以腰腿带动甩手，不能只甩两臂，腰动才能增强内脏器官。甩手时要自然呼吸，逐渐改为腹式呼吸效果更好。甩手后保持站立姿势 1～2 分钟，做些轻松活动即可。甩手要根据自己的体力，掌握次数和速度，由少到多，循序渐进，使身体能够适应，这样才能达到锻炼的目的。

宜跳绳

在各种预防颈椎病和轻型颈椎病恢复期患者的运动中，一些健身运动专家近年来格外推崇跳绳运动。他们认为，跳绳花样繁多，可简可繁，随时可做，一学就会，特别适宜在气温较低的季节作为健身运动，而且对女性尤为适宜。从运动量来说，持续跳绳 10 分钟，与慢跑 30 分钟或跳健身舞 20 分钟相差无几，可谓耗时少、耗能大的需氧运动，对颈椎病防治有非常好的疗效。中医理论认为，脚是人体之根，有 6 条经脉及穴位在这里交错汇集，跳绳可促进循环，

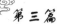

使人顿感精神舒适，行走有力，可起到通经活络、健脑和温煦脏腑的作用，提高思维和想象的能力。

（1）绳子的选择与跳法：绳子一般应比身高长60～70厘米，最好是实心材料，太轻的不好。跳的时候，用双手拇指和食指轻握，其他指头只是顺势轻松地放在摇柄上，不要发力。另外，要挺胸抬头，目视前方5～6米处，感觉膝关节和踝关节的运动。

（2）跳绳的运动安排：医学专家建议，颈椎病患者跳绳健身要有一种"跳绳渐进计划"。初学时，仅在原地跳1分钟；3天后即可连续跳3分钟；3个月后可连续跳上10分钟；半年后每天可实现"系列跳"（如每次连跳3分钟，共5次），直到一次连续跳30分钟。一次跳30分钟，就相当于慢跑90分钟的运动量，已是标准的需氧健身运动。

跳绳的注意事项：跳绳者应穿质地软、重量轻的高帮鞋，避免脚踝受伤。绳子要软硬、粗细适中。初学者通常宜用硬绳，熟练后可为软绳。要选择软硬适中的草坪、木质地板和泥土地的场地，切莫在硬性水泥地上跳绳，以免损伤关节，引起头昏。跳绳时须放松肌肉和关节，脚尖和脚跟须用力协调，防止扭伤。胖人

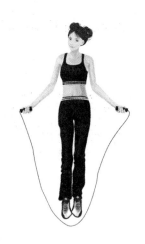

和中年妇女宜采用双脚同时起落的方式；上跃也不要太高，以免关节因过于负重而受伤。跳绳前先让足部、腿部、腕部、踝部做些准备活动，跳绳后则可做些放松活动。由于颈椎病病症复杂，跳绳后如有身体不适，应立即停止该项运动。

🌳 宜自我端肩

自我端肩法是在长期的颈椎病医疗过程中，摸索出的一种既省钱、省事又有效的治疗方法：每天早起晨练时，颈椎病患者用左右端肩方法（行、站、坐均可）锻炼10～20分钟，时间长一点更好。5分钟后颈部可有热的感觉，一周内病情能减轻，坚持锻炼，症状可消失。这种方法之所以有效，是因为它改变了人们通常行走前后甩手摆肩的活动方式，将前后活动改变成上下左右活动，有利于缓解骨质增生，有利于血液循环，血脉流通。

🌳 宜倒立练习

练倒立的做法是：每天1～2次，每次15分钟，双手支撑倒立，双脚靠在墙壁上，熟练之后可将脚离墙成无依托的静止倒立。倒立时前后点头，左右点头，头向后仰，旋转脖颈，各练20次。练完后站起正立时，要仰头观天，双手托天，拍打双肩，头颈旋转，前点后仰，揉搓颈椎部位。倒立后可感到眼明、脑清、心爽，全身有舒服感。这是因为倒立增加了大脑的血液供应，颈部血管得到扩张，颈椎7个关节受到了自然牵引，减轻了颈椎的负重。

需要注意的是练倒立要循序渐进，持之以恒。坚持"朝三暮四"，即早晨练三次，睡前练四次，每次 3～5 分钟。但中老年人一定要根据自己的身体状况，因人而异，不可强练。有高血压病、冠心病的人则不要练习此法。施行此法要有一定的倒立基础，要防止摔伤。

颈椎病患者的体操治疗方法

颈椎病医疗体操的目的与作用主要有两方面：①通过颈部各方向的放松性运动，活跃颈椎区域血液循环，消除瘀血水肿，同时牵伸颈部韧带，放松痉挛肌肉，从而减轻症状；②增强颈部肌肉，增强其对疲劳的耐受能力，改善颈椎的稳定性，从而巩固治疗效果，防止反复发作。但只有在各型颈椎病症状基本缓解或呈慢性状态时，方可开始进行医疗体操以促进症状的进一步消除及巩固疗效。症状急性发作期宜休息，不宜增加运动刺激。有较明显或进行性脊髓受压症状时禁忌运动，特别是颈椎后仰运动应禁忌。椎动脉型颈椎病患者颈部旋转运动宜轻柔缓慢，幅度要适当控制。

 颈项康复操

康复操可改善患者颈部的血液循环，松解粘连和痉挛的软组织。颈椎病康复操中不少动作对颈椎病有独特疗效，对无颈椎病者也可起到预防作用。

姿势：两脚分开与肩同宽，双臂自然下垂，全身放松，两眼平视，呼吸均匀，站坐均可。

（1）双掌擦颈：十指交叉贴于后颈部，左右来回摩擦100次（图3-1）。

（2）左顾右盼：头先向左后向右转动，幅度宜大，以自觉酸胀为好，做30次（图3-2）。

（3）旋肩舒颈：双手置两侧肩部，掌心向下，双臂先由后向前旋转20～30次，再由前向后旋转20～30次（图3-3）。

（4）双手托天：双手上举过头，掌心向上，坚持5秒钟以上（图3-4）。

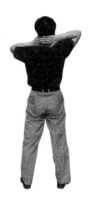

图3-1　双掌擦颈

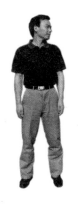

图3-2　左顾右盼

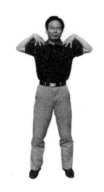
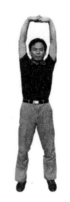

图 3-3　旋肩舒颈　　　　图 3-4　双手托天

（5）头手相抗：双手交叉紧贴后颈部，用力顶头颈，头颈则向后用力，互相抵抗 5 次（图 3-5）。

（6）翘首望月：头用力左旋，并尽量后仰，眼看左上方 5 秒钟，复原后，再旋向右，看右上方 5 秒钟（图 3-6）。

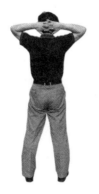
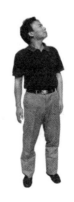

图 3-5　头手相抗　　　　图 3-6　翘首望月

（7）颈项争力：两手紧贴大腿两侧，两腿不动，头转向左侧时，上身旋向右侧，头转向右侧时，上身旋向左侧，重复10次（图3-7）。

（8）放眼观景：手收回胸前，右手在外，劳宫穴相叠，虚按膻中，眼看前方，坚持5秒钟，收操（图3-8）。

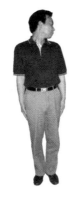
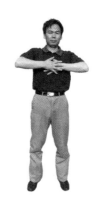

图3-7　颈顶争力　　　　图3-8　放眼观景

🌳 颈项哑铃康复操

（1）屈肘扩胸：两腿分立肩宽，两手持哑铃自然下垂，两臂平肩屈肘，同时向后扩胸。反复12～16次。

（2）斜方出击：两腿分立与肩宽，两手持哑铃屈肘置于胸两侧，上体稍向左移，右手向左前斜方出击，左右交替，各反复6～8次。

（3）向上出击：两腿分开与肩宽，两手持哑铃屈时

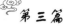

置于胸两侧，右手持哑铃向上方出击，左右交替，各反复6～8次。

（4）伸臂外展：两腿分立与肩宽，双手持哑铃下垂，右上肢伸直由前向上举，左右交替重复6～8次。

（5）耸肩后旋：两腿分立与肩宽，两手持哑铃下垂，两臂伸直向下，两肩用力向上耸起，两肩向后旋并放下，反复进行12～16次。

（6）两肩后张扩胸后伸：两腿分立与肩宽，两手持哑铃下垂，两肩伸直外旋，两肩后张，同时扩胸，反复12～16次。

（7）头侧屈转：两腿分立与肩宽，两手持哑铃下垂，头颈部向左屈曲，达最大范围，再向右侧旋转到最大范围，左右交替，反复6～8次。

（8）头前屈后仰：两腿分立与肩宽，两手持哑铃下垂，头颈部前屈，尽可能达最大范围；头颈部向后仰达最大范围，重复6～8次。

（9）头部旋转：两腿分立与肩宽，两手持哑铃下垂，头颈部沿顺时针方向旋转一周，再向逆时针方向旋转一周，重复6～8次。

🌳 床上颈项恢复操

（1）躺在床上，双手抱住右腿，将右膝往胸部方向靠近，头往右膝盖靠近，停5秒，换另一侧，重复10次。

躺在床上，双手抱住双腿，将膝盖往胸部方向靠近，头往膝盖靠近，停 5 秒，重复 5 次。

（2）盘坐，身体前倾，上臂往前伸展，直到感觉拉到背部的肌肉，停 5 秒，要回复坐姿前，可先将手肘放在膝盖上，再慢慢将身体撑起，重复 5 次。

（3）坐姿，两腿弯曲抱在胸前，下巴弯向胸部，再缓缓向后躺，前后滚动，放松，重复 5 次。

（4）四肢跪在地板或床上，往胸部收紧下巴，使背部弓起，停 5 秒，放松，重复 10 次。

（5）平躺在床上，使背部平贴在床面上，两腿靠拢，将膝盖转向右侧，停 5 秒，再将膝盖转向左侧，放松，重复 10 次。

（6）平躺在床上，以双手支撑着腰部，慢慢将腿带过头部，直到感觉拉到腰部为止，放松，重复 5 次。

颈椎病运动治疗宜忌

许多运动爱好者是在运动中发生颈部损伤引起颈椎病的，这是因为椎间盘具有缓冲暴力、减轻震荡的作用，如果运动方法或用力不当，诸如跑跳或负重等体育运动时，易使纤维环受压，发生退行性改变，引起破裂，使髓核脱出，

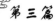

压迫神经根。因此，恢复期颈椎病患者必须注重运动前的准备工作。为了更好地避免运动中损伤颈部，加重颈椎病症状，一般要求做到以下几个方面。

忌头部旋转幅度过大

医学研究证明，人体头颈部直立不动时，两侧椎动脉在横突孔内直线上升，而枕部椎动脉则扭曲较大。因此颈部活动时枕部椎动脉受影响较大，而在有病理变化时，椎动脉亦可受到影响。

由于颈部旋转动作主要发生在寰枢关节，因此旋转时该部椎动脉可以极度扭曲，此时，正常椎动脉也可在寰枢关节水平被阻塞，有动脉硬化和血液黏稠度增高的人则易发生脑缺血症。进一步研究还表明，当头部转向一侧时，主要是对侧椎动脉在寰椎水平发生严重绞窄阻塞，而同侧第 6 和第 7 颈椎之间的血流也可短暂受阻，但正常人可以从大脑动脉环获得补偿，故无不适。只有当一侧椎动脉已有某种病变，如动脉畸形、硬化、骨刺压迫、椎枕肌群痉挛压迫等情况时，另一侧椎动脉再因头颈转动而受压或发生痉挛，脑部血供无法代偿时，才会出现各种不适症状。所以，锻炼颈椎时，若大幅度旋转颈椎，会对健康造成极大的伤害。

应制订运动处方

所谓运动处方，其完整概念可以概括为："根据医学检查资料，按其健康、体力以及心血管功能状况，结合生活环境条件和运动爱好等个人特点，用处方的形式规定适当的运动种类、时间和频率，并指出运动中的注意事项，以便有计划地进行经常性锻炼，达到健身或治病的目的。"运动处方是由世界卫生组织（WHO）提出并得到国际公认的一种健身计划，是指导人们有目的、有计划地进行科学运动锻炼的重要手段。运动处方一般分为治疗性、预防性和健身健美性三种，其中，治疗性运动处方最好由专业医师或体疗师帮您制订，后两种的主要目的是增强体质、预防疾病，提高健康水平和运动能力，颈椎病患者可以根据自身的体质和健康状况自行设计。

运动前宜热身

运动前的热身有利于颈椎病患者的运动防护，防止出现新的运动损伤。很多人轻率地认定，做不做热身运动无关紧要，这是错误的。尚未运动开的肌肉很容易扭伤，因为肌肉还没有做好充分的准备以承受突然性的大动作。而热身动作可以提高肌肉的适应性，使关节变得灵活易动。所以在进行运动之前，要有充分的准备活动。无论何种方式的运动，在正式开始前均应对脊椎、四肢进行由小幅度到大幅度、由慢到快的准备活动，以全身充分活动、四肢关节灵活为度。颈椎病患者最简单的热身办法是轻松慢走，从适当的速度开始，5～10分钟后再慢慢加速。

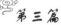

 忌练习退步走

退步走疗法是以连续向后退步为主要动作，治疗腰痛的一种方法。因为退步走是人体的一种反向运动，所以它消耗能量比散步和慢跑大，对腰臀、腿部肌肉锻炼效果明显。退步走，不受年龄、性别和体质强弱的限制，不需任何器械，亦不受场地制约。此法具有锻炼腰背部肌肉，增强肌力，加强脊柱稳定性和灵活性的作用，是治疗腰肌劳损较好的一种方法。此法来源于我国传统的健身术——太极拳等。但退步走对于颈椎病患者来说，则不太适宜，因为颈椎病患者多存在有椎 – 基底动脉供血不足的表现，患有这些病时，极易在倒行过程中转头看路时诱发头晕，甚至昏厥、跌倒。还有些颈椎病患者，倒行时向后仰头而使颈椎动脉受压，导致头晕跌倒造成骨折。

颈椎病娱乐治疗宜忌

娱乐疗法是用文体活动来治疗疾病的一种方法。在2000多年前的中医古籍《内经》中就有用五音和娱乐活动治病的记载。现代医学认为，对于颈椎病患者，可根据其爱好与身体状况选择娱乐活动项目，如唱歌、跳舞、听音乐、弹琴等，通过这些娱乐活动，增进人际关系，增加生活情趣，陶冶性情，消除紧张忧虑状态，而达到改善颈椎病症状的目的。实施娱乐疗法时应注意，要本着自愿参加的原则，若迫使患者参加其不感兴趣甚至厌恶的娱乐活动，则会适得其反。在组织患者参加娱乐活动时，要考虑到患者的不同经历及性格特点、爱好和病因，给患者选择较合适的娱乐方式。内容应健康、活泼、积极向上，切不可搞一些格调低下的娱乐活动。对颈椎病有预防治疗作用的娱乐疗法有许多种，而这些方法存在于我们的日常生活之中，如果运用得当，肯定会有好的医疗效果。但由于颈椎病病因的复杂性，在运用娱乐疗法治疗时，先要征求医生的意见，在医生的指导下进行。

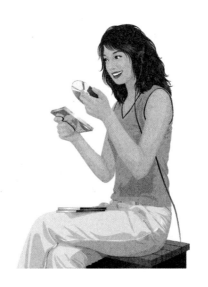

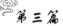

宜常跳舞

跳舞是以舞蹈活动为主要内容的一种防病治病方法。跳舞是有节奏的全身运动，具有舒筋活络、流通气血、滑利关节、改善机体功能等作用。优美潇洒、千姿百态的舞姿及其伴奏乐曲，或其中表现出的"舞蹈语言"和情调，不但令跳舞的人心情舒畅，而且可使观舞者精神愉悦。跳舞多在音乐伴奏下进行，音乐与舞蹈的结合，其功效不仅仅是两者的简单叠加，而且往往具有更广泛的整体效应。

跳舞可作为运动娱乐疗法治疗一些慢性肢体关节疾病，如肩周炎、风湿性关节炎及类风湿关节炎、脊椎增生、颈椎病、某些程度较轻的中风后遗症、肢体活动不利以及手足麻木酸痛等。但须根据民族、地区及个人爱好等选择合适的舞蹈内容；以病者喜欢、易学易行并适合病情及个人体质状况等为原则，不必追求舞蹈的艺术性，仅以治病为目的。一般每日可进行 1 ~ 3 次，每次 1 小时左右，1 个月为一疗程，视病情需要进行 1 ~ 3 个疗程。

凡颈椎病伴有心脏病及年迈体衰者，舞蹈运动时间不宜过长，更不能进行过于剧烈的舞蹈运动。在一个疗程中，舞蹈运动或观赏舞蹈的内容可在同类范围内经常变换，以免单调乏味，但适合个人需要的原则不变。舞蹈运动宜在饭后半小时之后进行，过于剧烈的舞蹈则至少应在 1 小时之后进行。跳舞可以说是目前颈椎病患者最好的娱乐运动，有条件者不妨积极参加，会收到意想不到的效果。

🌳 忌躺着看电视

　　颈椎病患者其中不少是因为躺着看电视引发的。这些患者主要以中青年居多，表现为颈部僵硬、眩晕，有的还出现背部和胸部疼痛。由于躺在床上看电视时，人的躯体活动比较少，人们被故事情节所吸引时，头部就会长时间保持一种姿势，使颈部肌肉疲劳僵硬，当头部转动时，肌肉应答能力就会减弱，导致关节错缝、肌肉扭伤，诱发颈椎病的发生。因此千万不要为图舒服而躺着看电视或者靠在沙发扶手上看电视。正确的看电视姿势应该是采取坐位，而且每看 15 分钟左右就要活动一下颈部，变换一下姿势。

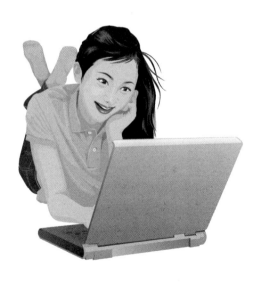

忌长时间打麻将

打麻将对提高人的思维敏捷性是有一定好处的，但不能超过 1 个小时，超过 1 个小时，就会容易引患上身。长时间打麻将，颈部棘间韧带长时间地处于紧张僵直状态，日久就易使颈背疼痛僵硬，不能仰卧和转身；而且久坐会使骨盆和骶髂关节长时间负重，腰部缺少活动，气血易在腰部凝滞而出现气滞血瘀，影响下肢血液循环，而出现两腿麻木等症状。所以，对于颈椎病伴有高血压病的人来说，长时间打麻将更是不宜。

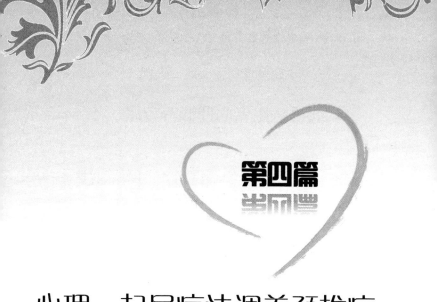

第四篇

心理、起居疗法调养颈椎病

颈椎病患者心理调养宜忌

颈椎病是中老年人常见的慢性病，长期困扰患者，使患者产生较大的心理压力和各种形式的心理障碍，是影响人们健康的重要因素之一。以往治疗颈椎病的方法主要是牵引治疗、手法治疗、物理因子治疗、药物治疗以及手术治疗等，而对于颈椎病所伴发的心理障碍，以及由此引起的对康复疗效的影响则较少为人们认识和重视。所以，医学专家强调颈椎病患者还应注意以下几方面的心理调节。

宜调节情绪

情绪低落的人，其对周围环境及自身环境感觉敏感，特别是对自己身心不利的事情特别敏感。生活中的痛苦和不适时时缠绕着他们，一会这儿疼痛，一会儿那儿不适难受，情绪烦躁，不能有良好的睡眠和休息，久而久之，机体的功能渐受影响。

颈椎病患者也是一样，对颈椎病反复发作者，要让患者了解其发作规律，深信颈椎病所出现的症状是可以治疗的，而且治疗是有效的。那些病情较为严重的颈椎病患者，只要结合自身的具体情况，选择可行的治疗方案，治疗及时，持之以恒，是可以改善、甚至治愈的。

忌胡乱扣"颈椎病"帽子

临床上有很多人一来就称自己患了"颈椎病"。经过医生检查后，发现相当一部分人并没有患颈椎病，有的症状是由肩周炎引起的，还有的是如颈肋综合征、肱二头肌腱炎、网球肘、腕管综合征等引起的；另有一些人是由内科疾病引起的，如高血压病、梅尼埃病等。事实上，目前社会上存在的一大批所谓"颈椎病"患者，其中很多人就以某一个症状给自己下了诊断，比如最常见的就是，只要是脖颈疼，就说自己是患了颈椎病；还有一些症状如头晕、颈部僵硬、上肢发麻等，这些症状都有可能是颈椎病的表现，但决不能片面地将某一个症状与颈椎病等同起来。有些人一旦发现自己得了所谓的"颈椎病"后，精神上就表现出巨大的压力，主要是有人认为自己最终将可能瘫痪，结果表现出精神委靡，对一切事情失去了以往的热情；或者情绪不好，很容易为一件小事生气，最终容易导致全身各脏腑功能紊乱，容易变生他病。

 # 颈椎病患者起居调养宜忌

生活起居与颈椎病的发生、发展及预后有着十分密切的关系。工作紧张，坐多动少，长期伏案，会导致颈、肩部肌肉过度疲劳。正确的生活方式对颈椎病患者具有非常好的保健作用，同时能够提高其他疗法的治疗效果。预防颈椎病应从年轻时引起足够重视，要保持良好的生活习惯，选择合适的工作和学习姿势。特别是长期从事文案工作的人员，要尽可能多动少静，多走少坐，伏案工作1小时后应站起来活动活动四肢、颈椎，坚持锻炼。

起居调养其法往往简单易行，无论行立坐卧随时可做，不受时间条件限制，如果平时稍加留意，认真准确地去做，久而久之，一定会收到健身防病的效果，对颈椎病患者尤其是如此。这些方法，贵在坚持，持之以恒，必有收益。

🌳 宜无枕仰卧

无枕仰卧的防治法，是中医界近年来提出的。有关理论认为，每晚入寝之前无枕仰卧1~2小时，有助于防止颈椎病的发生，对已经患颈椎病者则能起治疗的作用。至于这方法是否适合任何一个颈椎病患者，目前还没有定论。一般医生都认为，任何一种健身养生的方法，都有它的适应范围和适应程度，也有它的适应对象。它可能对一些人能发挥疗效，但对另一些人却没显著效果。无枕仰卧应以1小时或最多2小时为宜，颈部不宜伸张太久。生活中有颈椎病的人不妨用此法一试。

🌳 宜使用围领及颈托

围领和颈托均可以制动而保护颈椎，减少神经的磨损，减轻椎间关节创伤性反应，并有利于组织水肿的消退和巩固疗效，起到防止复发的作用。围领和颈托可应用于各型颈椎病，对急性发作期，尤其对颈椎间盘突出症、交感神经型及椎动脉型颈椎病的患者更为合适（图4-1）。围领应用较广，因其制作较

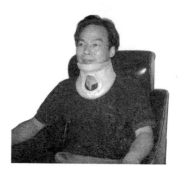

图4-1　使用围领及颈托

简单，用普通硬纸板按颈部的高度和周径剪裁成带状，其外面套以针织物品，两端接上布带即可制成。白天戴上，休息时可卸下。

宜注意体位姿势

不良体位是形成颈椎病的主要原因。颈椎病患者的正确体位，简而言之就是要求患者要"站如松，坐如钟，睡如弓"，同一个姿势均不宜保持过久，应常更换。尤其是长期伏案工作者的坐势更为重要，统计表明，长期低头工作者的发病率，是非低头工作者的4～6倍，且发病年龄早，甚至20多岁即可出现症状。建议伏案工作同一个姿势不宜一次持续很长时间，每工作1小时左右，休息5～10分钟，做一做颈部各方向的轻微运动，让疲劳的颈部得到休息。其次，睡眠时枕头不能太高，因为颈部过屈对颈椎的休息

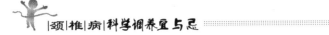
不利，合适的高度应是与自己一侧的肩宽同高，一般是 10 厘米左右。

🌳 忌颈背受凉

中医学认为，颈背部位属阳中之阳，为督脉和足太阳膀胱经循行之处；脊柱为督脉之所在，总督一身之阳经；太阳经主一身之表，其分布背部之穴道与五脏六腑密切相关。风寒之邪侵袭人体，太阳经首当其冲。若不注意背部保暖，风寒之邪极易通过背部侵入，而损伤阳气，甚至从表入里（透过体表入侵体内脏腑）而致病，或使旧病复发、病情加重和恶化。对于已有颈肩疼痛的患者而言，更是如此。在日常生活中，有的患颈椎病者夏天怕热，过度贪凉，把空调温度调得很低或整天吹风扇，导致颈肩局部肌肉挛缩，促使颈椎病症状加重。

女性忌戴胸罩过小

女性生过孩子后，因乳房下垂，许多女性就买小一些的胸罩戴上，以把下垂的乳房提起来。虽然感到束缚一些，但为了得到楚楚动人的身材，这些人往往还是在悄悄地忍受着。但过一段时间，有的女性就会感到肩部不适，有时还会有胸闷、头晕、恶心、上肢麻木、头颈部旋转时有针刺感，尤其是晚上肩背部出现酸痛。实际上这些症状是因为女性戴的胸罩尺寸过小引起的。胸罩尺寸偏小、穿戴过紧，使得皮肤好像戴上了一道细铁丝，当人体连续活动时，上肢肩部肌肉不断运动，而胸罩则在肌肤的很小范围内频繁地摩擦，时间长了，就可使这些肌肉过度疲劳，血液循环障碍而发生老化，从而造成背部肌肉不适、酸痛。另外，胸罩带过紧可压迫颈部肌肉、血管、神经，累及颈椎造成颈椎劳损、骨质增生，进而又影响椎神经、椎动脉，使患者产生上肢麻木、颈部及上肢酸痛、头晕、恶心、胸闷不适等症状。

颈椎病水浴治疗宜忌

水浴疗法就是利用水的理化性质，通过一定的方式作用于人体，以达到防治疾病的方法。水具有较大的热容量，并有较大的热传导性，约为空气的 33 倍，易于散热和吸取热量，故水对机体易产生温热或寒冷刺激。另外，因为水具有较大的可塑性，可任意改变其形态，所以可利用水进行各种方法的治疗。水还是最常用的良好溶媒，可溶解多种药物，故可用以进行各种自然和人工的矿泉水及药水浴疗。加之水广泛存在于自然界，取用方便，为治疗颈椎病提供了便利的条件。水浴疗法,虽为生活中之常事,但其保健之理深刻,须身体力行,才能受益无穷。但有高血压病、心脏病及其他严重疾病的患者则应在医生指导下进行,采用水浴疗法前应进行全面身体检查。

特别提醒

水浴疗法治疗作用的基本因素有三:①温度刺激作用,其生理作用大体与热疗法相似;②化学刺激作用;③机械刺激作用。各种水浴疗法作用不同,与这三种因素所占比重有关。如一般淡水浴治疗作用主要为温度刺激;而药水浴则以化学刺激为主,温度其次;淋浴则主要为机械性刺激,温度刺激为次。各种水浴疗法主要作用于皮肤,亦可作用于体腔黏膜,通过神经和体液反射而致局部、节段性或全身性反射作用。水疗按其作用方式不同可对体内各系统产生强弱不等的反应,其中神经系统和心血管系统对水疗的反应最敏感。就温热作用而言,水疗可迅速引起机体产生对温热刺激的一系列反应。但由于水的物质性能及人体生理调节机能,水疗不易直接达到使机体深部组织加热的目的,却可通过反射途径使深部组织器官甚至全身引起一定的反应。

🌳 宜温泉浴

温泉浸浴治疗颈椎病时，患者采取半仰卧位，使头颅、前颈及前胸部露出水面，枕项部浸在水中。浸浴的剂量为温度加时间，一般以患者浴后感觉周身轻松、舒适为宜。如浴后感觉疲乏、嗜睡，说明剂量过大，可适当降低温度或缩短浸浴时间。总之，浸浴的剂量可因人因病灵活掌握。颈椎病的神经根型、椎动脉型，可予以40℃~42℃浸浴，脊髓型为39℃~40℃，交感神经型为37℃~39℃。浸浴时间一般每日1次，每次10~15分钟，每周6次，休息一天。利用温泉治疗疾病时应注意，新发病患者不要急于浸浴，经全身体检后，根据病情选择合适的剂量。需要注意的是颈椎病患者浴前不要吸烟、饮酒，浸浴一定要餐后进行，忌空腹，亦不可过饱，以餐后半小时为宜。温泉浴后应卧床休息一段时间，不要浴后立即穿衣活动。在治疗中如出现头晕、心悸、恶心，脉率至120次/分以上者，应立即停止浸浴，并予以对症处理。浴后可适当补充体液，如饮用茶水、淡盐水等。

🌳 宜盐水浴

粗盐不但有软化污垢、补充身体盐分和矿物质的功能，还有防治颈椎病的功效。每天洗澡之前，在颈椎部位涂上适量的粗盐，大约15分钟后再轻轻按摩。这种防治颈椎病方法的原理是根据粗盐有发汗的作用，可以排出体内多余的水分，并且促进皮肤的新陈代谢，排除体内废物；再加上粗盐可以软化污垢、补充身体盐分和矿物质，所以粗盐不但可帮助防治颈椎病，还可以让颈部的肌肤也变得细嫩、紧绷。

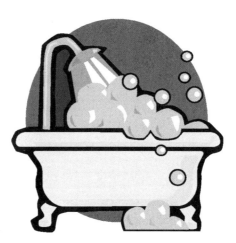

宜海水浴

海水浴的保健功效是非常显著的。在海水浴的过程中，由于海水的浮力和静压力，可以起到按摩、收敛、消肿、止痛之功效，同时还能促进血液循环并使血管舒张，起到促进颈部血液循环的作用。当然，受地理条件的限制，我国大部分地区的人们无法享受到自然的海水浴，即使是海滨地区，由于受气候的制约，冬季也不宜进行海水浴。但医疗保健专家通过医疗实践，得出一个令人欣喜的结果：

一般家庭也可进行人工"海水浴"，其保健效果并不比自然海水浴逊色多少。

家庭"海水浴"的实施方法很简单：到药房买一些特制的海盐，洗时，一浴缸水（按 200 升计）可配放 1.5 千克左右的海盐。注意，先把海盐放到预先缝制的布袋里，这样，盐在浴缸里溶化后，杂质仍留在袋中。家庭"海水浴"最好从夏秋季开始。如果始于冬春季，水温以 36℃左右为宜，每次时间控制在 15 分钟以内。如果是针对某些疾病的"浴疗"，则一个疗程 6～10 天，其间每隔两天洗浴一次，每次宜安排在饭后 1 小时后进行。

 慎洗冷水浴

俗话说："要想身体好，每天冷水澡"。很多人洗过冷水澡之后都觉得神清气爽，甚至一年四季坚持洗。那么，洗冷水澡到底对颈椎病患者好不好呢？对于大部分健康人来说，如果洗冷水澡的方法正确，是有利于健康的。这是因为，刚开始洗的一两分钟，会使皮肤表皮收缩，血液流向内脏，但两三分钟后，身体适应了这种温度，血液会重新分配，回流到皮肤表皮，整个过程就像给血管做"体操"一样，不仅可以增强抵抗力，还会增强颈椎部位的血液循环，增强血管弹性、预防动脉硬化。其次，用冷水洗澡，神经系统明显受到刺激，导致心跳加快，呼吸加深，血流加速，既能促进新陈代谢，还会使皮肤变得柔软、有弹性。此外，

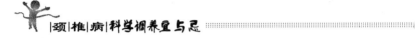

洗冷水澡还有助于增强消化功能，对有的慢性疾病症有一定的辅助治疗作用。然而对于有颈椎病的患者来说，病情较轻的可在医生指导下进行，病情较为严重的则不宜进行冷水浴运动，因为不适当地进行冷水浴常可使患者颈部受寒，以至加重颈椎病症状。

颈椎病患者睡眠方式宜忌

人的一生，有 1/4 ～ 1/3 的时间是在床上度过的。有人说，高枕无忧嘛；也有人说，我从小到大都不用枕头，也睡得很香；还有人说，我抱着枕头趴着睡是最舒服的。虽然这些只是一种习惯，但若不注意用枕保健，青壮年期依仗颈椎间的韧带、关节囊和筋膜的代偿能力强，尚可维持在准健康状态（代偿期），而随着年龄增长，到了颈部慢性劳损进入失代偿时，就会出现颈椎病。

宜选合适的枕头

枕头是维持头颈正常位置的主要工具。这个"正常"位置是指维持头颈段本身及其与胸段的生理曲线。这种曲线既保证了颈椎外在的肌肉平衡，又保持了椎管内的正常生理解剖状态。因此一个理想的枕头应是符合颈椎生理曲度要求的，质地柔软，透气性好的，以中间低、

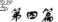

两端高的元宝形为佳。因为这种形状可利用中间的凹陷部来维持颈椎的生理曲度，也可以对头颈部起到相对制动与固定作用，可减少在睡眠中头颈部的异常活动。同时，对枕头的高度也应有所选择，枕头不宜过高或过低，切忌"高枕无忧"。枕头高度要符合各人的肩宽需要。粗略的标准是，仰卧枕高约一拳（根据各人自己的拳手），侧卧枕高应为一拳加二指。此外，对枕芯内容物选择也很重要，常用的有：

（1）荞麦皮：价廉，透气性好，可随时调节枕头的高低。

（2）蒲绒：质地柔软，透气性好，可随时调节高低。

（3）绿豆壳：不仅通气性好，而且清凉解暑，如果加上适量的茶叶或薄荷则更好，但主要用于夏天。其他如鸭毛等也不错，但价格较高。

（4）黄豆：2公斤小黄豆，晒干装入一个长约30厘米，宽约15厘米的布袋里，成了一个"黄豆枕"。晚上睡觉时，把枕中间压低些，高度低于自己的一个拳头，睡下后两肩顶住枕两边，睡姿选仰睡，睡梦中不自主地活动，使一粒粒的黄豆始终在按摩颈部。

🌳 宜选合适的睡床

从颈椎病的预防和治疗角度来看，如果床铺过于柔软，可造成由于人体重量压迫而形成中央低、周边高的状态。这样，不仅增加了颈腰背部肌肉的张力，而且也势必导致头颈部的体位相对升高。常年如此，就会导致局部肌肉韧带平衡失调，从而直接影响颈椎本身的生理曲度。各种材料的床铺各有其优缺点，而且与每个人居住地、气候、生活习惯、经济状况有关。但单从颈椎病的预防角度说，应该选择有利于病情稳定，有利于保持脊柱平衡的床铺为佳。因此，以选择一个放在床板上有弹性的席梦思床垫为好，它可以随着脊柱的生理曲线变化起调节作用。棕绷床、木板床可维持脊柱的平衡状态，若被褥铺垫松软合适，亦利于颈椎病患者，并且较为经济实惠。具体选择可参照以下性能：

（1）棕绷床：透气性好，柔软，富有弹性，比较适合颈椎病患者的使用。但要注意的是随着使用时间延长，编织的棕绳逐渐松弛，它的弹性就逐渐减弱，而不再适宜于颈椎病患者。因此，使用棕绷床间隔 3～5 年后就应更换棕绳，以增强弹性。

（2）席梦思床垫：随着生物力学的发展，市面上已有根据人体各部位负荷大小的不同和人体曲线的特点，选用多种规格和弹性的弹簧合理排列的席梦思床垫。这样床垫放在床板上，可起到维持人体生理曲线的作用。因此，较适宜颈椎病患者，但价格偏贵些。

（3）火炕：是我国北方寒冷地区农村常用的床铺。炕加温后，不仅可以抗寒冷，而且可有类似于热疗的效果，有利于对痉挛与疼痛的肌肉、关节起到放松和缓解的作用，并在一定程度上可起到缓解颈椎病症状的作用。

（4）木板床：使用较多，可维持脊柱的平衡状态，若被褥铺垫松软合适，也有利于颈椎病患者，并且较为经济实惠。

（5）气垫床、沙床、水床：是国内外较为新颖的产品，分别采取在床垫内通过气体、沙、水的流动而不断调整患者躯体的负重点的方法，使人体各部卧躺时符合正常的生物力学要求，保持颈椎、腰椎等的正常生理曲线。但价格极其昂贵，目前仅有个别大医院作为治疗床使用。

宜注意睡眠体位

颈椎病患者正确的睡眠姿势是以仰卧为主，左、右侧卧为辅。有了合理的睡姿，就能保证仰卧时枕头维护颈部的生理弯曲，使胸部在仰卧中保持呼吸畅顺，全身肌肉能较好地放松，有利于加深睡眠深度。其过程可以如下安排：

（1）患者仰卧，将枕头上缘置于平肩位，使头向后过伸呈仰枕位，坚持20～30分钟。

（2）继之将枕头向上移至肩与枕后粗隆之间，尽可能使枕头与后项部充分接触，并使局部体位舒适，以保证颈椎的生理前屈位。此位置可自然入睡，坚持1～1.5小时即可，每日1～2次。

颈椎病的药枕治疗方法

药枕是以具有一定药理功能的中草药为枕芯，通过气味及对皮肤的渗透作用，使患者吸收，达到治疗某些疾病的目的。选择具有祛风散寒、活血化瘀、行气止痛、化痰通络功用的药枕，对颈椎病的治疗和预防保健有极大的益处。中医认为：头为诸阳之会、精明之府，气血皆上聚于头部，头与全身经络腧穴紧密相连。颈椎病药枕以中医学理论为基础，根据不同使用者的身体状况，选用芳香开窍、活血通络、镇静安神、益智醒脑等效用的中草药，经过炮制之后，作为枕芯装入枕中。药物经过颈部摩擦和微热直接作用于头部，促使头部经络疏通，气血流畅，改善局部微循环，调整脑部神经。长期使用可有效消除失眠心悸、烦躁不安、头重目眩等症状。药枕疗法在我国具有悠久的历史，用来治疗颈椎病起始于何时已不可考，在颈椎病常用的药枕内装入有特殊功效的中药后，在睡眠中，既可使颈部肌肉得到充分休息，又有明显的抗炎、消肿、止痛的作用，对神经根型颈椎病效果尤佳。每个药枕可使用1个月，一般须连续使用2～3个月。

附子细辛枕

【配料】白附子 400 克，细辛 100 克，川芎 400 克，白芷 400 克，菊花 400 克，薄荷 300 克，桑叶 400 克，艾叶 400 克，夏枯草 400 克，冰片 20 克，磁石 20 克等。

【制作】将上述 20 多味药，制成长 40 厘米，宽 13 厘米的长圆形的保健枕。

【应用】将枕置于颈项下、耳下、肩上部位，头悬空，距床面 2～3 厘米，头面后伸；使负重点下移而形成头与躯干对抗牵引状态，每晚睡前和晨起各 1 次，每次卧枕 30 分钟。

【主治】颈椎病。

【配料】防风 500 克，艾叶 500 克，细辛 100 克，生川乌 300 克，生草乌 300 克，透骨草 500 克，伸筋草 500 克，羌活 500 克，独活 500 克，千年健 300 克，花椒 200 克，威灵仙 300 克。如有高血压者加菊花。

【制作】上述药物共做成一药枕。

【应用】夜间放于相当于第 6、7 颈椎部位，使头部处于过伸位，或放于痛点亦可。

【主治】适用于颈部不适，颈部骨质增生。

防风艾叶枕

当归川乌枕

【配料】当归300克，制川乌300克，羌活300克，藁本300克，黑附片300克，川芎300克，赤芍300克，红花300克，地龙300克，血竭300克，菖蒲300克，细辛300克，桂枝300克，紫丹参300克，防风300克，莱菔子300克，威灵仙300克，乳香200克，没药200克，冰片20克。

【制作】将上述药物除冰片外共研细末，和入冰片，装入枕芯。

【应用】枕垫于患者头项下，每日使用6小时以上。3个月为1疗程。

【主治】颈椎骨质增生，颈项部疼痛。

颈椎病药枕疗法宜忌

制作颈椎病药枕时，一般需要选用透气性能良好的棉布或纱布做枕芯，不用尼龙、化纤类布料；药物一般不可潮湿，否则失效。颈椎病药枕使用时最好用塑料纸包封，防止有效成分散发，并置于阴凉干燥处，防止霉变。一般使用2周后，当置于阳光下晾晒1小时，以保持药枕枕形及药物的干燥度。颈椎病药枕在枕前一般要求患者松衣，饮 1~2 杯温开水，防止芳香类药物耗伤阴津，并要求患者全身放松，息心宁神。药枕疗法起效缓慢而且持久，患者必须要耐心坚持，决不可 3 天一枕，5 天不用。一般每天至少要枕 6 小时以上，连续枕 2~3 周方可见效。药枕疗法没有禁忌证，颈椎病患者使用时，如枕后出现不良反应，要及时予以处理。颈椎病急危重患者使用药枕，只能作为辅助治疗手段，主要依靠药物等其他疗法。

药枕疗法用药当辨证论治，决不可一枕而终，应随证变枕，因人而异，即便是保健药枕亦当遵守此原则。使用药枕，临床上没有禁忌证，无毒副作用。药枕疗法在调理人体生理平衡时，见效较慢，一般须长年使用，所以使用时应有耐心，坚持使用，才能获效。

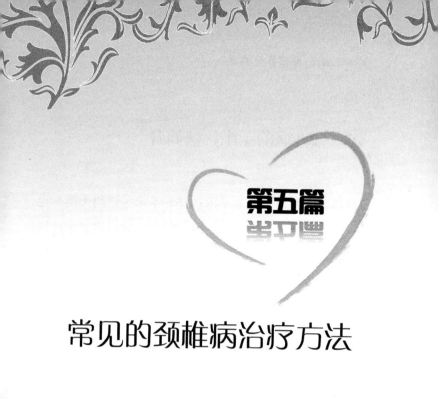

第五篇

常见的颈椎病治疗方法

颈椎病的手术疗法简介

颈椎病治疗可分为非手术治疗和手术治疗两大类。说到手术治疗，不可等闲视之。因为颈部解剖结构复杂，生理作用重要——支撑颅脑；供应大脑的血管从颈椎两侧经过；是消化道和呼吸道的起始部位；颈椎内部的脊髓是大脑与全身神经联系的关卡——头部以外的感觉，均须经过颈脊髓才能上传，而大脑指挥躯体运动，同样无法超越颈脊髓。所以，颈椎病多采用非手术治疗，以策安全。但是，当非手术治疗无效时，则考虑手术治疗。

颈椎病手术方式颇多，有的从颈前作切口进入（前路），将食道和气管拉向一边，即见到颈椎椎体，切除部分椎骨和椎间盘；有的从后面项部作切口（后路），切开皮肤及皮下组织，到达椎板，将椎板切开或切除部分，达到减压目的。选择手术进路，主要根据患者的具体情况，利于解除对脊髓、神经根、椎动脉或食道的压迫。

经皮空刺颈椎间盘切除术，是在 X 线监护下，应用特殊器械切除椎间盘，不需开刀从而减少了对人体的损伤。同样在 X 线监护下，将特殊药物胶原酶注射到病变颈椎间盘，可以溶解突出椎间盘，解除压迫，达到治疗目的。

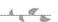

颈椎病的民间热敷疗法

热敷疗法具有悠久的历史，至今仍在广泛地使用。它能使局部血管扩张，血液循环改善，代谢增强，促进局部代谢废物的吸收和排泄，并有缓解肌肉痉挛，促进炎症和瘀血的吸收以及祛风散寒、舒筋活络、消肿止痛等多种作用。热敷疗法适用于各种闭合性损伤，如各种关节扭伤、脱位、骨折以及颈椎病、腰腿痛、类风湿关节炎、关节挛缩等病变。临床实践证明，中药外敷法治疗颈椎病可取得显著效果。现将临床行之有效的常用敷贴处方介绍如下。

灵仙加皮外敷散

【配料】药用威灵仙、五加皮、苍术、乳香、没药、白芷、三棱、莪术、木瓜、细辛、黄柏、大黄、赤芍、红花、冰片各等量。

【制法】上药研细末，调匀，加食盐和黄酒适量，炒成糊状，装入两个棉布袋中。

【用法】将装入棉布袋的药物置锅蒸热，直敷患处，热度以患者能够承受为宜。两袋交替使用，每次30分钟左右，早晚各1次，药袋可使用数次。

【主治】颈椎病。

【配料】麻黄、归尾、附子、透骨草、红花、干姜、桂枝、牛膝、白芷、荆芥、防风、木瓜、生艾绒、羌活各等份。

【制法】用醋、水各半将药熬成浓汁，再将铁砂炒红后搅拌制成。使用时将药装入布袋内，加醋半两，自然发热，敷于患处。应防止温度过高而烫伤。每日3次，用毕保存，至加醋后不发热时失效。

【主治】颈椎病。

【配料】制附片、桂枝、麝香、蟾酥。

【制法】用制附片、桂枝、麝香、蟾酥研成细末调匀，加食醋适量调成糊状。临床治疗时，如体质偏热者加冰片、雄黄，偏湿者加苍术、珍珠，血虚者加当归、赤芍，肾虚者加黄芪、巴戟天。研末调匀外敷患处，每周1～2次。

【主治】颈椎病。

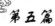

🌳 陈醋热敷

备纱布口罩一个、热水袋一个（可容 500 毫升水）、山西陈醋（越陈越好）300 毫升。先将陈醋加热，然后把口罩置入陈醋内浸泡 15 分钟后捞起稍拧干（以不滴水为度），再把浸湿的口罩敷于颈椎最疼痛的部位，再将装有 70℃～80℃热水的热水袋覆盖于口罩上，敷 30～40 分钟，使热力透过口罩直达颈项深处，如此每日进行一次。如果患者颈椎部疼痛比较明显，颈部活动受限，且有头昏等症状者，每日进行 2 次，早晚各 1 次。10 天为 1 疗程。坚持使用 2～3 个疗程，可有显著效果。经临床实践证明，采用陈醋局部湿热敷治疗颈椎骨质增生具有独特疗效，时间短，见效快，且无任何不良反应及副作用，能延缓骨质增生的发展，在短时间内能明显改善颈椎骨质增生的症状，并有良好的止痛作用。

🌳 其他热敷方法

可用热毛巾、暖水袋、热沙袋、电热毯和热醋、中药等器物进行热敷。常用的中药热敷法是将中草药放入盆内或将中草药装入 2 个适当大小的布袋内煎煮 20 分钟左右；待药液温度降至 60℃时，将毛巾浸入药液中，然后拧去部分药液，将热毛巾放于患处。如此反复数次，持续 30 分钟左右，每日 2～3 次。如使用药袋则可等温度降至合适时，取出药袋放于患处热敷，2 个热袋交替使用。

（1）水热敷法：取热水袋灌入60℃～70℃热水，外包一层毛巾，放置颈肩部压痛点（即阿是穴，下同）。

（2）姜热敷法：取生姜500克，洗净捣烂，挤出姜汁，然后将姜渣放在锅内炒热，用布包后敷颈部阿是穴。待冷却后再倒入锅内，加些姜汁，加热后再敷。

（3）炒盐敷法：取粗盐500克入布袋，放置于颈部阿是穴。

（4）谷糠敷法：同炒盐敷法。将谷糠放在铁锅内炒热，趁热装入布袋，敷于颈部。

（5）中药热袋敷法：取当归、赤芍、防风、牛膝、桂皮、威灵仙、艾叶、透骨草各90克，装入布袋内缝针封口。加适量水煎热后，轻轻挤出多余水分，在适当热度时，敷于颈部阿是穴。

颈椎病的针刺疗法

针刺对颈椎病的治疗可取得明显疗效，而且设备简单，易行。针刺治疗法主要是为了舒经活血，常取后溪穴，再配以局部穴位的大椎、风府、夹脊等（图5-1），一般每日1次，每次留针20～30分钟，2周为一疗程。因为后溪穴属太阳小肠经，是八脉交会穴之一，通过督脉；而颈后部正是督脉，是太阳膀胱经，是少阳胆经必经之路；而侧颈部有手太阳小肠经和手少阳三焦经通过，所以能起到疏通经络、调理气血、疏筋止痛等功效。

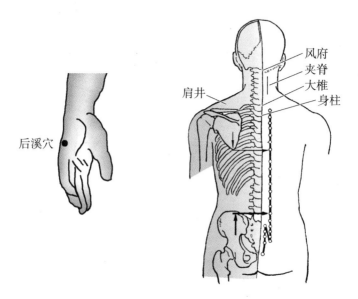

图 5-1　针刺治疗法常取穴位

颈椎病的耳穴疗法

耳针治疗颈椎病是通过望诊，并根据耳穴压痛和触摸方法进行的。颈椎病者通过望诊可发现，颈椎穴呈结节状

或珠状、条索状或高
低不平的隆起，有症
状时呈点状红晕或暗
红色的色泽改变。部
分患者呈片状增厚，
边缘红晕。根据其反
应部位可区别颈椎病
的病变部位（图5-2）。
触诊时在颈椎穴可及
结节状或珠状、条索
状物，有明显压痛，
有时肾穴也有压痛。
一般来说，神经根型
颈椎病以结节、压痛

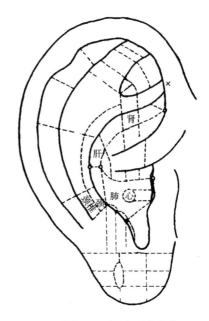

图 5-2　耳穴反应部位

多见，椎动脉型颈椎病以潮红隆起或条索为主，脊髓型颈
椎病以褐色质硬隆起为特征。

　　耳针治疗颈椎病的常用的方法是压籽法。即选用质地
坚硬而光滑的小粒药粒，如王不留行籽、六神丸等。先用
酒精消毒皮肤，找准穴位，用贴有胶布的贴压物贴敷穴位，
并按压数分钟，待耳廓有发热、胀、放散等类似针感时即
可。贴压期间每日自行按压 2 ~ 3 次，每次 1 ~ 2 分钟，
5 天更换一次。常选的穴位有枕、脑点、肾、脑干、交感、
内分泌、肾上腺、神门、颈椎穴。

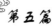

颈椎病的艾灸疗法

灸法是一种用火烧灼的治疗保健方法。主要是利用菊科植物艾叶做原料，制成艾绒，在一定穴位上，用各种不同的方法燃烧，直接或间接地施以适当的温热刺激，通过经络的传导作用而达到治病和保健目的的一种方法，属于中医治疗保健方法之一。灸法不仅能治病而且能防病，作为一项保健措施，对中老年不仅有明显的保健作用，而且也有十分重要的治疗作用。明代龚居中认为："灸法去病之功，难以枚举，凡虚实寒热，轻重远近，无往不宜。"可见灸法有广泛的应用范围，是值得大力推广的一种防治疾病的方法。近年来科技工作者发现艾灸运用得当，对颈椎病同样具有良好的效果。

● 挑灸疗法

概念 挑灸疗法起源于民间，其作用机制是可改善局部血液循环、疏通经筋脉络之气血而达到"疏通经络，调整气血"之效。此法应用鲜姜，主要是由于鲜姜性温热，辛散力较强，敷在创口上可温热散寒，改变局部循环，解除肌肉痉挛。那些发病时间短、局部症状明显、无其他并发症、增生不严重的患者，采用此法效果较显著，复发率较低。

操作 在选取的花样斑局部，按常规肌内注射消毒，用利多卡因注约 1 厘米 ×1 厘米大的皮肤。稍等片刻，用挑针挑破表皮，然后挑起皮下纤维组织并挑断、挑净，每次挑断 3 ~ 5 根。压迫止血后再次消毒，敷上鲜薄姜片，用纱布覆盖，胶布固定。每 5 日挑治 1 次，4 次为 1 个疗程。挑治期间可采用红外线照射，每日 1 次，每次 20 分钟。

注意 在临床应用时应注意，对利多卡因过敏者应禁挑灸，高血压、心脏病、神经衰弱等患者要慎用。另外，挑灸后要保持创口清洁，以防感染。

● 温针灸疗法

概念 温针灸疗法是针刺与艾灸结合应用的一种方法，适用于既需要留针而又适宜用艾灸的病症。

取穴 病变部位夹脊穴、大椎、肩井、天宗。

操作 操作每次选用 4 ~ 6 个穴位，先以捻转进针，得气后施以平补平泻针法，然后留针不动，将纯净细软的艾绒捏在针尾上，或用一段长约 2 厘米的艾条，插在针柄上，点燃施灸。待艾绒或艾条烧完后，除去灰烬，取出针。每穴每次施灸 2 ~ 3 壮，或 5 ~ 10 分钟，隔日治疗 1 次，7 ~ 10 天为 1 疗程，疗程间隔 5 天。

● 艾条灸疗法

概念　艾条灸是最常用的一种灸疗方法。此方法主要是用点燃艾条的温热刺激人体一定的穴位，达到治疗疾病的目的。

制作　取纯净细软的艾绒24克，平铺在26厘米长、20厘米宽的细草纸上，将其卷成直径约1.5厘米圆柱形的艾卷，卷紧，外裹以质地柔软疏松而又坚韧的桑皮纸，用胶水或糨糊封口而成。也有每条艾绒中掺入肉桂、干姜、丁香、独活、细辛、白芷、雄黄各等分的细末6克，卷成为药条。现在一般中药店有现成商品出售。施灸的方法分温灸和雀啄灸。

取穴　阿是穴（压痛点）、大椎、曲池、足三里。

操作　每次选2～3穴，每穴施灸5～10分钟，每日1次，10次为1疗程，疗程间隔3～5天。

● 温灸器灸疗法

概念　温灸器是用金属特制的一种圆筒灸具，故又称温筒灸。其筒底有尖有平，筒内套有小筒，小筒四周有孔。

操作　施灸时，将艾绒或加掺药物，装入温灸器的筒，点燃后，将温灸器之盖扣好，即可置于腧穴或应灸部位，进行熨灸，直到所灸部位的皮肤红润为度。有调和气血，

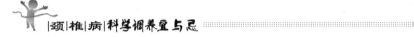

温中散寒的作用。

取穴 颈夹脊穴及压痛点处。

方法 每次施灸 10 ~ 20 分钟，每日或隔日灸治 1 次，7 ~ 10 天为 1 疗程，疗程间隔 5 天。

颈椎病挑灸与艾灸疗法宜忌

施术者应严肃认真，精心操作。施灸前应向患者说明施术要求，消除恐惧心理，取得患者的合作。若须选用瘢痕灸时，必须先征得患者同意。在施灸前，要将所选穴位用温水或酒精棉球擦洗干净，灸后注意保持局部皮肤适当温度，防止受凉，影响疗效。瘢痕灸后，局部要保持清洁，必要时要贴敷料，每天换药 1 次，直至结痂为止。除瘢痕灸外，在灸治过程中，要注意防止艾火灼伤皮肤。如有起疱时，可用酒精消毒后，用针将水疱挑破，再涂上龙胆紫即可。偶有灸后身体不适者，如有身热感、头昏、烦躁等，可令患者适当活动身体，饮少量温开水，可使症状迅速缓解。

临床施灸应选择正确的体位，要求患者的体位平正舒适，既有利于准确选定穴位，又有利于艾炷的安放和施灸的顺利完成。灸治应用广泛，虽可益阳亦能伤阴，临床上凡属阴虚阳亢、邪实内闭及热毒炽盛等病证，应慎用灸法。

在施灸时，要注意防止艾火脱落，以免造成皮肤及衣物的烧损。灸疗过程中，要随时了解患者的反应，及时调整灸火与皮肤间的距离，掌握灸疗的量，以免施灸太过，而引起灸伤。对于化脓灸者，在灸疮化脓期间，不宜从事体力劳动，要注意休息，严防感染。若有继发感染，应及时对症处理。施术的诊室，应注意通风，保持空气清新，避免烟尘过浓，污染空气，损害健康。

颈椎病的拔罐疗法

拔罐疗法是指拔火罐、水罐、药罐的治疗方法。临床最常用的是拔火罐法，即运用特殊的玻璃罐或陶罐、竹罐，借助热力，排除罐内空气，以使罐内形成负压，吸附在皮肤或穴位上，引起皮肤充血或瘀血的治疗方法。拔罐疗法对颈椎病有以下作用。

（1）负压作用：国内外学者研究发现人体在火罐负压吸拔的时候，皮肤表面有大量气泡溢出，从而加强局部组织的气体交换。通过检查也观察到：负压使局部的毛细血管通透性变化和毛细血管破裂，少量血液进入组织间隙，从而产生瘀血，红细胞受到破坏，血红蛋白释出，出现自溶血现象。在机体自我调整中产生行气活血、舒筋活络、消肿止痛、祛风除湿等功效。负压作用起到一种良性刺激，促使其恢复正常功能。

（2）温热作用：拔罐法对局部皮肤有温热刺激作用，以大火罐、水罐、药罐最明显。温热刺激能使血管扩张，促进以局部为主的血液循环，改善充血状态，加强新陈代谢，使体内的废物、毒素加速排出，改变局部组织的营养状态，增强血管壁通透性，增强白细胞和网状细胞的吞噬活力，增强局部耐受性和机体的抵抗力，起到温经散寒、清热解毒等作用，从而促使疾病好转。

（3）调节作用：拔罐法的调节作用是建立在负压或温热作用的基础之上的。首先是对神经系统的调节作用，由于给予机体一系列良性刺激，作用于神经系统末梢的感受器，经向心传导，达到大脑皮质层。加之拔罐法对局部皮肤的温热刺激，通过皮肤感受器和血管感受器的反射途径传到中枢神经系统，从而产生反射性兴奋，借以调节大脑皮质的兴奋与抑制过程，使之趋于平衡。并加强大脑皮质对身体各部分的调节功能，使患部皮肤相应的组织代谢旺盛，促使机体恢复功能，阴阳失衡得以调整，使疾病逐渐康复。

🌳 颈部拔罐的方法

利用燃烧时火焰的热力，排去空气，使罐内形成负压，将罐吸着在皮肤上，有下列几种方法：

（1）投火法：用小纸条点燃后，投入罐内，不等纸条烧完，迅速将罐罩在应拔的部位上，这样纸条未燃的一端向下，可避免烫伤皮肤。

（2）闪火法：先用干净毛巾蘸热水将拔罐部位擦洗干净，然后用镊子捏紧棉球稍蘸酒精，火柴燃着，用闪火法，往玻璃火罐里一闪，迅速将罐子扣在皮肤上。

对于颈椎病患者而言，拔罐取穴以颈部压痛点或阳性反应区（即疼痛点）为中心。于局部拔火罐1～2只，以罐下皮肤紫红为度，每日1次，10次为1疗程，两个疗程间隔3日（图

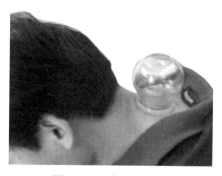

图5-3　颈部拔罐方法

5-3）。可单独拔罐，也可以针罐合用，先针刺，起针后或带针拔罐。拔罐后可行局部按摩。

拔罐疗法注意事项

颈椎病患者接受拔罐治疗时，要注意以下三点：一是体位及火罐口径的选择。患者要有舒适的体位，应根据不同部位选择不同口径的火罐。注意选择肌肉丰满，富有弹性，没毛发和骨骼凹凸的部位，以防掉罐。拔罐动作要做到稳、

准、快。二是注意拔罐禁忌。皮肤有溃疡、水肿及大血管的部位不宜拔罐；高热抽搐者，不宜拔罐；有自发性出血和损伤性出血不止的患者，不宜使用拔罐法。三是要防止意外。在拔罐过程中如出现烫伤、小水疱可不必处理，任其自然吸收；如水疱较大或皮肤有破损，应先用消毒针刺破水疱，放出水液，或用注射器抽出水液，然后涂以龙胆紫，并以纱布包敷，保护创口。

颈椎病的牵引疗法

颈椎牵引是颈椎病保守疗法中最主要而且疗效确实的一种方法，其治疗作用主要表现在：限制颈椎活动，减少对受压脊髓和神经根的反复摩擦和不良刺激，有助于脊髓、神经根、关节囊、肌肉等组织的水肿和炎症消退；增大椎间隙和椎间孔，减轻甚至解除神经根所受的刺激和压迫。解除肌肉痉挛，恢复颈脊柱的平衡，降低椎间盘内压，缓冲椎间盘向四周的压力；牵开小关节间隙，解除滑膜嵌顿，恢复颈椎间的正常序列和相互关系；使扭曲于横突孔间的椎动脉得以伸直，改善椎动脉的供血；使颈椎管纵径拉长，脊髓伸展，黄韧带皱褶变平，椎管容积相对增加。正确的牵引治疗不仅可使肌肉痉挛解除，同时也可改善神经根刺

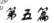

激症状。实践证明，颈椎牵引最好能够配上"中医按摩"手法效果才理想。

颈椎病的牵引方法

患者取坐位或卧位，用牵引带托住下颌及枕部，通过绳索、滑轮、砝码进行。牵引时头部与躯干所成的角度非常重要。神经根型，头部应前倾20度～30度；椎动脉型牵引时前倾角宜小，或成垂直位，以患者自觉无不适为度。牵引重量可自3～4千克开始，渐渐增加至体重的1/15～1/10。牵引时间每次为半小时，每天1～2次。一般1个

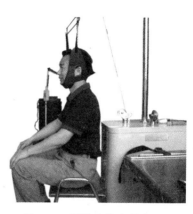

图5-4　颈椎病的牵引方法

疗程为2～3周，必要时，间歇1～3周后可重复治疗。此法需在医生的指导下进行（图5-4）。

颈椎忌过度与盲目牵引

对年老体弱及有高血压病、糖尿病、冠心病、骨质疏松症的患者，牵引时最好有旁人监护，以免出现意外。如果牵引时出现头昏、头痛、心慌、胸闷等不适，应调整牵引方向、时间、重量，若仍不能消除者，应立即停止牵引。

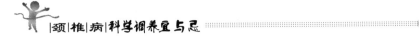
另外要注意，身患急性疾病时不可牵引。

反对盲目牵引。不科学的牵引可能会带来严重的后果。研究表明，不正确的牵引不仅不能缓解肌肉痉挛和减轻椎间隙的压力，反而会使颈椎周围的软组织损伤，充血水肿，加重对神经组织的压迫，引起强烈疼痛，使迷走神经张力增高，心脏自律细胞受到强烈抑制，导致心搏骤停。此外，如果患者颈部交感神经受到刺激和压迫，引起交感神经功能异常，从而影响心脏的滤过性功能。所以要求牵引带放的部位要合适，使颈椎牵引的重力均匀。

不要过度牵引。过度牵引是指由于牵引重量过大或牵引持续时间过长，颈肌松弛，重量相对过重，从而引起颈部损伤，产生一系列不适。轻者引起颈部软组织包括肌肉、韧带、关节囊及椎间盘等的损伤，重者引起脊髓、神经根、椎动脉的牵拉刺激，导致颈椎病加重甚至可出现截瘫。因此，必须掌握好牵引的度，才能既达到治疗效果，又不致造成不良后果。

 颈椎牵引的适应证

颈椎牵引主要适用于以下类型的颈椎病。

（1）神经根型颈椎病：尤其适用于因椎节不稳造成脊神经根刺激症状者；因髓核突出或脱出引起脊神经根受压者；神经根性症状波动较大者。

（2）脊髓型颈椎病：适用于由于椎节不稳或因髓核突

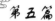

出等造成脊髓前方受压所致的脊髓型颈椎病患者。由于此类型的患者在牵引时易发生意外，因此要求有经验的医生负责实施，并密切观察病情的变化，一旦病情加重则应立即终止牵引。

（3）椎动脉型颈椎病：对钩椎关节不稳，或伴有骨质增生所致的椎动脉供血不足的患者疗效较佳。

（4）颈型颈椎病：颈型颈椎病患者采用休息等一般疗法就可获效，颈椎牵引可酌情用于症状持续不消的患者。

颈椎牵引的禁忌证

（1）年迈体弱、全身状态不佳者：此类患者在牵引时易于发生意外，应慎用。对年龄超过50岁、病程较久的脊髓型颈椎病患者，使用牵引疗法可能会加重病情，故不宜使用。

（2）颈椎骨质有破坏者：为防止发生意外，此类患者应于牵引前常规拍摄颈椎正、侧位 X 线片，以排除结核、肿瘤等骨质破坏和骨质疏松症的患者。

（3）颈椎骨折脱位者：颈椎牵引易引起颈椎骨折脱位或加重因颈椎骨折脱位引起的瘫痪，应禁用。

（4）拟施行手术者：此类患者多伴有明显的致压物，不仅在牵引过程中可能发生意外，且大重量牵引后易引起颈椎椎旁肌群及韧带的松弛，以致在手术后造成内固定物

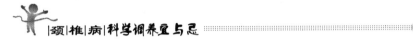

或植入骨块的滑出。

（5）枕－颈或寰－枢椎不稳者：牵引疗法虽然有效，如使用不当易引起致命后果，临床经验不足者慎用。

（6）炎症：全身急性炎症或伴有咽喉部各种炎症的患者慎用。因为此时寰－枢椎处于失稳状态。

（7）其他：凡牵引后有可能加重症状者，如落枕、颈部扭伤、心血管疾患及精神不正常者慎用，以防病情加重或发生意外。

颈椎病按摩疗法宜忌

颈部按摩可随时随地来做，老少皆宜。按摩方法简单，好学易记，疗效显著。日常一些按摩保健法，对颈椎病防治大有益处。按摩治疗颈椎病的作用为舒筋通络，活血散瘀，消肿止痛，使局部血液循环加速，促进新陈代谢，有利于消除神经根炎症和水肿，改善局部组织的营养供应，改善病灶部位的缺氧状态。颈椎病患者若能持之以恒地按摩，大有好处。

 按摩宜选适应证

按摩是治疗颈椎病的一种常用方法，适用于大多数的颈椎病患者。但是，对于脊髓型颈椎病，按摩达不到治疗的目的，如果手法过重，还可能加重原有的症状。这是因为脊髓型颈椎病患者，由于各种原因引起颈椎管的管径变小而使脊髓受到压迫，脊髓在椎管内的缓冲间隙缩小，按摩手法不当，会使脊髓受到短暂的剧烈撞击，造成患者的即刻瘫痪，此种情况在临床上时有发生，严重的可造成患者终生的高位截瘫。对颈椎病引起的食道和肠胃症状的患者，按摩推拿也不能减轻食道的压迫，故应以手术治疗效果为好。因此，颈椎病患者一定要首先确定所患颈椎病的类型，然后再决定能否进行推拿按摩治疗，以防造成严重的不良后果。

 颈部按摩方法

颈部按摩，简便易学，普通患者和家人皆可操作。颈部按摩对神经根型的效果较为明显，对椎动脉型和交感神经型也有一定的疗效。操作者需掌握以下按摩手法。

（1）指推法（图5-5）：医者一手扶住患者头部，另一手用食指、中指、无名指在头夹肌、颈夹肌上轻轻按压，使之凹陷后，柔和地向前来回推按，自颈椎旁上下、内外，反复推按。

（2）捏拿法（图5-6）：医者一手扶住患者前额，另一手用拇指与四指呈钳形按于颈部两侧，自风池穴起至肩井穴，往返捏拿数次。

颈部按摩，每次约20分钟，治疗应以患者有舒适

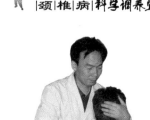

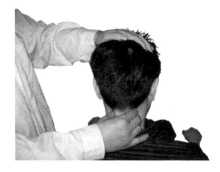

图 5-5　指推法　　　　　　　图 5-6　捏拿法

感为宜。因此手法要柔和稳重，以免引起疼痛不适，应做到轻而不浮，重而不滞，使力量向深层渗透，以获得较好的疗效。

 颈项旋扳法宜采用的按摩顺序

颈项旋扳法是治疗颈椎病的方法之一。颈项旋扳法的操作要领是患者低坐位，以便于术者操作。术者站于患者背后，一手托住患者下颌，一手托住后枕部，嘱患者放松颈部肌肉。术者两手徐徐用力，将患者头部向头顶部方向尽量上提，然后使头部向一侧旋转，当旋转至接近极限时，术者用适当力量使头部继续向该侧旋转 5 ~ 10 度，此时多数可听到小关节弹响声，如无不良反应，可再向对侧旋转。效果明显者可隔日做 1 次，如旋转时患者感觉不适，或合作差者应停做。旋扳前应做以下准备：

患者正坐，医者站在背后施按揉法于风府、肩中俞、肩外俞、天宗穴，能舒筋通络，使颈肩部痉挛的肌肉得以放松；再用按摩法于颈肩部，以斜方肌为重点，施法 3 ~ 5 分钟后，医者一手扶头顶，一手施法于颈胸椎部，同时，配合颈椎屈伸被动运动 3 ~ 5 次；接着，颈及患侧肩部，配合颈椎侧屈被动运动 3 ~ 5 次。

此法操作不当会带来严重后果，施术时应请专业人士操作。

 宜用捏脊疗法

捏脊疗法是连续捏拿脊柱部肌肤，并向前推进以达到防治疾病的一种治疗方法。特点是简便易学，适应范围广，疗效好，无痛苦。本疗法有疏通经络、调整阴阳、促进气血运行、改善脏腑功能以及增强机体抗病能力等作用，对颈椎病治疗及预防有一定的效果。

（1）理论依据：捏脊疗法通过捏提等法作用于背部的督脉、足太阳膀胱经。由于督脉总督诸阳，背部足太阳膀胱第一侧线分布区又为脏腑背俞穴所在，与脏腑密切相关，所以捏脊疗法在振奋阳气、调整脏腑功能、缓解颈椎病症状，尤其是调整中老年人脾胃功能方面有显著疗效。

（2）治疗方法：捏脊的具体操作方式有两种。一种是患者取伏卧位，医者用两手沿脊柱两旁用拇指指腹与食指、中指指腹对合，挟持肌肤，拇指在后，食指、中指在前；

然后食指、中指向后捻动，拇指向前推动，边捏边向颈枕部推移。另一种是手握空拳，拇指指腹与屈曲的食指桡侧部对合，挟持肌肤，拇指在前，食指在后；然后拇指向后捻动，食指向前推动，边捏边向颈枕部推移。上述两种方法可根据术者的习惯和使用方便而选用。

（3）注意事项：捏脊前检查脊柱部位，如有疮疖、皮肤外伤，或患有其他皮肤病者，不可使用本疗法；饭后也不宜立即应用本疗法，需休息2小时后再进行；伴有高热、心脏病或有出血倾向者慎用。施术时室内温度要适中。捏脊时，手劲速度要匀，以每秒捏4次为好。饭后半小时内禁用本法，用此法治疗后不应立即吃饭。一般每天或隔天捏脊1次，6次为一个疗程。慢性疾病在一个疗程后可休息1周，再进行第二个疗程。

🌳 按摩注意事项

颈椎病病因复杂，病理改变多种多样，颈部又有十分重要的结构如脊髓、神经根、椎动脉等。推拿医生不仅要有熟练的推拿手法，还要对颈椎疾病有一定认识，以能有的放矢施引按摩。

基本要领是动作准确，用力均匀，手法柔和，避免缓急不均、轻重不均的现象。初次行按摩疗法时，应尽量采用轻手法，以后根据患者适应情况逐渐加大手法力量。强力粗暴的推拿手法必须禁止。

　　颈椎病患者大多年龄偏大，往往伴有动脉硬化、骨质增生、韧带弹性下降甚至钙化、骨化等症，故强力的颈部被动活动可能会造成韧带、肌肉、骨质的损伤，加重疼痛，也可能因椎动脉的突然阻断使脑部缺血产生眩晕甚至昏厥。尤其是脊髓型颈椎病患者，由于椎管容量小，已受到不同程度压迫，再受到突然冲击可能会产生瘫痪。所以推拿宜采用轻柔和缓的放松手法，以达到对颈椎病的舒筋通络、止痛止麻、解痉和最终缓解症状的目的。

　　（1）注意按摩体位：按摩操作时应摆好患者体位，以患者舒适、不易疲劳、操作方便为宜，冬季注意保暖，避免受凉。个别患者按摩后第二天出现皮肤不适，说明手法过重，可改用轻手法。

　　（2）注意按摩时间：对颈椎病的治疗要有一定的时间，每次按摩时间必须符合要求，每个疗程的按摩次数必须坚持进行，避免敷衍了事，任意缩短时间、减少次数而影响疗效。

　　（3）选专业的按摩医生：推拿按摩本来是治疗颈椎病的一种常见的方法，但是它却并不是对每位颈椎病患者都适合。如按摩方式和手法不当，会使脊髓受到短暂而剧烈的撞击，加重对颈椎的损伤，严重的可造成患者终身的高位截瘫。

颈椎病足底按摩疗法宜忌

　　足部与全身脏腑经络关系密切，承担身体全部重量，故有人称足是人类的"第二心脏"。有人观察到足与身体整体的关系类似于胎儿平卧在足掌面。头部在足趾方向，臀部在足跟方向，脏腑即分布在跖面中部（图5–7）。根据以上原理和规律，刺激足穴可以调整人体全身功能，治疗脏腑病变。人体解剖学也表明脚上的血管和神经比其他部位多，无数的神经末梢与头、手、身体内部各组织器官有着特殊的联系。所以，单纯对足部加以手法按摩，就能治疗许多疾病。按摩方法分为两种，养生保健法和疾病治疗法。足底按摩由于能自我操作，方法简单，疗效可靠，为大多数颈椎病患者所接受。但颈椎病按摩需要注意几点问题。

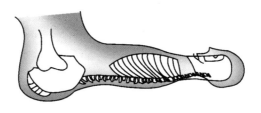

5–7　人体足部反射示意图

找准颈椎反射区

（1）颈椎在足部的反射区在双足拇趾趾腹根部横纹处，双足外侧第五趾骨中部（足外侧最突出点中部），颈部肌肉反射区是：双足底脚趾后方的2厘米宽区域（图5-8）。

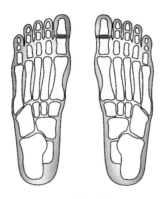

5-8 颈椎反射区

（2）按摩方法：用拇指指尖或指腹，也可用第二指或第三指的关节，以数毫米幅度移动。力度最初较轻，渐渐增强，以稍有痛感为宜，按摩时间可自选抽空进行。最好是每天早晚各一次，每次10～30分钟，坚持两周以后一般颈椎病患者即可出现治疗效果（图5-9）。

（3）掌握手法：足部按摩的常用手法之一叫做单食扣拳法，用食指的关节部刺激有关部位。它主要用于脚底部，因为按照足部反射区分布，有很多内脏反射区全在脚底，

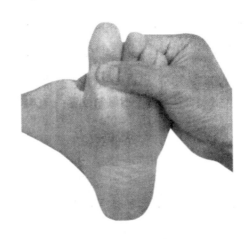

图 5-9　轻手法

必须力度比较大，才能起到有效的刺激作用。脚内侧、脚面是骨膜，所以要柔和地刺激，刺激力不能太大，否则容易伤着骨膜。

进行足部按摩时，要因人而异，手法灵活运用，按压区位时，要进行适度持续性的刺激，有正常的压痛感最好，应以反射区内压痛最敏感部位为重点，当体内器官发生病变时，双足相应的反射区会有针刺感。进行足部按摩时应保持室内清静、整洁、通风，按摩前用温水洗净足部，全身放松。按摩每个穴位和病理反射区前，应测定一下针刺样的反射痛点，以便有的放矢。按摩结束后30分钟内患者应饮一杯温开水，这样有利于气血的运行，从而达到良好的按摩效果。

颈椎病的理疗方法

　　理疗在临床上应用广泛，具有其独特的医疗价值，是治疗颈椎病重要的辅助手段之一。颈椎病往往伴随腰椎病出现顽固的腰腿痛，而电疗、热疗都具有良好的缓解疼痛作用。颈椎病一般都伴有骨质增生，颈椎骨质增生压迫神经根和脊髓时，可致炎症反应。应用超声波、红外线、电疗、热疗等，可产生促进炎症消退、吸收水肿的作用。颈椎病的局部炎症反应时间太久可造成组织粘连，而理疗具有松解粘连、软化瘢痕的作用。理疗在消除神经根及关节囊、韧带等周围软组织的炎性水肿（如透热、直流电、超声波等）的同时，可改善脊髓、神经根及腰部的血液供应和营养状态（如透热、直流电、低频脉冲等），缓解腰部肌肉痉挛（如温热疗法、超声波等）；延缓或减轻椎间关节、关节囊、韧带的钙化和骨化（如醋离子导入、超声波等），增强肌肉力量，改善小关节功能（如感应电、低频脉冲等）。

　　颈椎病患者可选择的物理疗法种类较多，可根据颈椎病的不同类型、不同时期，采用不同的物理疗法。常用的物理疗法有干扰电疗、音频电疗、直流电离子导入、超声波、红外线、激光和蜡疗等。

在家庭物理治疗中，最易进行的是温热敷和红外线等理疗。热毛巾、热水袋、热水澡等都是进行温热敷的便利条件；加热的石蜡、白炽灯等则是很好的红外线发射器。周林频谱仪、康乐热敷袋、场效应治疗仪、小型红外线辐射仪、频谱家用保健治疗仪等，也常用于家庭物理治疗。

直流电药物离子导入疗法

直流电药物离子导入疗法是直流电疗法的一种特殊方式。用直流电场将药物离子通过皮肤导入人体内进行疾病治疗的方法称为"直流电药物离子导入法"。一般每日1次，每次15～20分钟，15～20次为1个疗程。

中药电熨疗法

中药电熨疗法是一种在以祛风散寒、活血通经为主的中药热敷基础上，再叠加直流电或低频脉冲电流的理疗方法。它兼有中药熏蒸、温热疗法和低频电疗法的共同治疗作用，故有较好的止痛、消炎，改善神经、关节和肌肉功能的治疗效果，对恢复期颈椎病效果明显。每日治疗1次，每次15～30分钟，15～20次为1个疗程。

感应电疗法

应用感应电流来治疗疾病的方法，称感应电疗法，又称法拉第电疗法。感应电疗法能兴奋神经肌肉，出现肌肉强直性收缩，从而可改善颈部和上肢血液循环和组织营养，提高新陈代谢，促进神经再生，防止肌肉萎缩。颈椎病引起下肢感觉障碍时，感应电流可刺激感觉神经末梢，促使感觉恢复。弱量的感应电流可降低感觉神经的兴奋性，缓解神经痛。

超刺激电疗法

应用超出一般治疗剂量的低频方波脉冲电流治疗疾病的方法，称为超刺激电疗法。它主要用于镇痛，亦称为刺激电流按摩疗法。超刺激电疗法的主要作用为镇痛和改善血液循环，临床上主要应用于镇痛。每次治疗后，镇痛作用可持续 3 小时左右，皮肤充血反应可持续 5 小时左右。

高频电疗法

高频电疗法是应用频率高于 100KHZ 的振荡电流及其所形成的电磁波与电磁场治疗疾病的方法，其中包括共鸣火花疗法、中波疗法、短波疗法、超短波疗法、微波疗法等。高频电流通过机体时，传导电流引起机体内的导电损耗，位移电流引起机体内的介质损耗，因而在各种组织中产生程度不同的热效应。产热量的多少主要取决于离子的迁移速度与机体不同组织的介电常数。高频电疗治疗颈椎病的作用有：

（1）解痉：降低骨骼肌、平滑肌和纤维结缔组织张力。

（2）止痛：无论是神经痛、肌肉痉挛性疼痛，还是肿胀引起的张力性疼痛、缺血性疼痛、炎症性疼痛均有很好

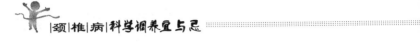

的止痛效果。

（3）消炎：能改善电场内组织的血液循环，增强组织代谢，促进炎性渗出物和水肿的吸收。

 ## 超声波疗法

超声波是一种频率很高的声波，因为这种声波不能被人的耳朵听到，所以称为"超声波"。超声波在人体内主要有三个作用：一是按摩作用，即超声波可对人体的细胞产生一定的压力，使细胞出现微小的运动，从而改变细胞的状态，达到治病的目的；二是温热作用，即人体吸收超声波的能量后，可在组织内出现发热反应，所产生的热量具有镇痛、解除肌肉痉挛、改善组织微循环状态等作用；三是生物学作用，即超声波可影响人体内某些化学或生物学的变化过程，改变酶的活性等，从而改变人体内的代谢环境和状态，使疾病向好的方向转化。超声波疗法对颈椎病的主要作用有：神经系统具有对超声波敏感的特性，小剂量的超声波对神经有抑制作用，可使神经的传导速度减慢，从而具有明显的镇痛作用；超声波可使皮肤发热充血，皮肤的血液循环加快，可以改善皮肤麻木等感觉异常；超声波可有效地解除肌肉痉挛，使肌肉放松，达到减轻肌肉及软组织疼痛的目的。

经络磁场疗法

经络磁场疗法是用磁场作为经络穴络的一种刺激能，

治疗某些疾病的方法。对颈椎病伴有肌肉劳损、肌肉筋膜炎的病例和少数神经根型颈椎病疼痛较明显的病例进行治疗，其在减轻疼痛方面确有一定效果。所采用的磁性材料有：铈－钴－铜－铁合金或钐－钴合金等。治疗方法可将磁石体直接贴敷于患处或穴位上，也可应用磁疗机治疗。

 ## 泥疗法

泥疗是将具有医疗作用的泥类，加热至 37℃ ~ 43℃，进行全身泥疗或颈、肩、背局部泥疗，每日或隔日一次。结束时要用温水冲洗，卧床休息 30 ~ 40 分钟。由于泥的热容量小，并有可塑性的黏滞性，可影响分子运动而不对流，所以其导热性低，散热慢，保温性好，能长时间保持恒定的温度。其次，由于泥中含有各种微小砂土颗粒及大量胶体物质，当其与皮肤密切接触时，对机体可产生一定的压力和摩擦刺激，产生类似按摩的机械作用。另外泥土中尚有一些化学作用和弱放射作用，通过神经反射、体液传导和直接作用对机体产生综合效应。

石蜡疗法

以加温后的液体石蜡作为导热体，涂敷于疼痛部位以达到治疗目的的治疗方法，称为石蜡疗法。石蜡是高分子的碳氢化合物，具有热容量大、导热性小的特点。当液体热蜡冷却时能释放大量热能并逐渐变硬，体积可缩小 1% ~ 20%，具有良好的可塑性与黏滞性。石蜡的治疗作用主要是温热作用和机械压迫作用，前者使局部血管扩张，促进血液循环，加强组织代谢过程，使细胞膜的通透性增加，有利于血肿或渗出物的吸收，故可消肿、消炎，并有明显的止痛和解痉作用。后者能使石蜡与皮肤紧密接触，有利于促进渗出物的吸收，并使热传导较深而且持久。在临床上，石蜡疗法可应用于颈椎病伴有明显的颈肩痛。

水针疗法

水针疗法是指将某些药物进行穴位注射或痛点注射，是一种对症治疗措施，对消除疼痛、麻木、头晕、失眠等症状有较好的效果，常与其他治疗方法配合使用。常用的药物有：0.25% ~ 1% 盐酸普鲁卡因加泼尼松龙混悬液，维生素 B_1、维生素 B_{12}、5% 葡萄糖注射液、50% ~ 100% 丹参注射液、50% 狗脊注射液等。其中维生素 B_1、维生素 B_{12} 应用于以麻木为主要症状的患者，而丹参注射液对患有疼痛及植物神经系统功能紊乱的患者有良好的效果。

颈椎病的中药治疗

颈椎病常伴有骨质疏松或者易发生骨折，而中医认为肾主骨，用补肾法可以治疗骨质疏松。所以治疗颈椎病的药物一般要有补肝益肾的功效。另外药物要有增强免疫力的功效，这样对治疗颈椎病有辅助作用，并可以防止一些邪毒再次入侵，是治病的根本。若肌肉、韧带得不到很好的修复，必然使血液的微循环不好，所以药物要有活血化瘀、疏通筋脉、改善微循环的作用。血液的微循环不好与中医的痹症有关，一般是受到了风寒湿等毒邪的影响，因为气血得寒而凝、得温而行，所以药物要有祛除风寒湿等毒邪的功效。另外药物要有补气的功效，中医理论认为气体具有推动血液的作用，有助于微循环，气血又是构成人体和维护生命活动的基本物质。现代医学对肌肉、韧带、软骨和骨质疏松的修复就是促进骨胶原蛋白合成和分泌平衡。所以用的药物只有具备以上所有的功效才能营养骨骼，修复病变组织，增强机体免疫功能，阻断骨病骨毒的入侵，使颈椎病得到康复。而颈椎病的中医分型为辨证施治提供了依据。从现代医学观点看，同属于神经根型或椎动脉型或脊髓型的患者，因其有不同的病因、征象和脉象，所以按中医分型可能属于不同的类型，其治则不同，用药也不一致，临床应根据情况辨证论治。

贴心提示

　　葛根为豆科植物葛的根，其主要成分有多种异黄酮（大豆苷、大豆苷元、葛根素等）、葛根苷、三萜类、生物碱类。传统中药学认为葛根味甘辛，性平，归脾胃经，具有解肌退热、透发斑疹、鼓舞胃气、生肌止渴、升阳止泻的功效。主要用于外感发热、头项强痛、斑疹不透、脾虚泄泻、高血压病、冠心病等。葛根用于治疗颈椎病由来已久，《伤寒论》中有葛根汤、桂枝加葛根汤治疗"项背强几几"的记载。

用于治疗颈椎病的中成药

使用中成药治疗颈椎病是一种重要手段，如果配合外敷药同治效果则较为明显。依据中医的基础理论，结合患者的具体病情，选用适当的中药组方，可以有效地治疗颈椎病。对发病早期及气滞血瘀明显者，重用通经活血、舒筋止痛之药，如"小活络丸""大活络丸"等。对寒湿重者加健脾利湿药；对风湿重者加祛风除湿药，如"独活寄生丸"等；对病程较长的患者可选用"六味地黄丸"等。总之，不管如何使用中成药，都要以辨证施治为最主要的原则，才能取得满意的疗效。

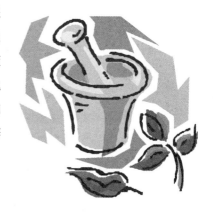

大活络丸

【组成】蕲蛇（酒制）、制草乌、豹骨（制）、人工牛黄、乌梢蛇（酒制）、天麻、熟大黄、麝香、血竭、熟地黄、天南星（制）、水牛角浓缩粉等50味。

【功能】祛风，舒筋，活络，除湿。用于风寒湿痹引起的肢体疼痛、手足麻木、筋脉拘挛、中风瘫痪、颈椎病等。

【用法用量】温黄酒或温开水送服，一次1～2丸，一日2次。

【禁忌】孕妇忌服。

【注意事项】服用前应除去蜡皮、塑料球壳及玻璃纸。本品不可整丸吞服。

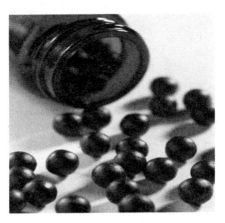

【组成】胆南星、制川乌、制草乌、地龙、制乳香、制没药。

【功能】祛风除湿，活血通络。多用于治疗痹证。症见一侧偏痿、手足麻木不仁或疼痛，或四肢关节疼痛、屈伸不利等。现代用于脑血管意外及中风后遗症的半身不遂、风湿性关节炎、类风湿关节炎、颈椎病等。

小活络丸

【用法用量】蜜丸剂，每盒10丸。成人口服，每次1丸，每日2次。

【禁忌】孕妇慎用。

【注意事项】本药药力颇峻，只宜于体实者。

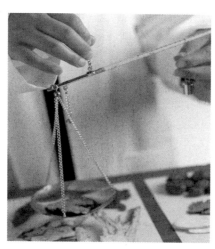

【**组成**】独活、寄生、杜仲、牛膝、秦艽、茯苓、肉桂、防风、党参、当归、川芎、甘草、白芍、熟地黄、细辛。

【**功能**】祛风湿，散寒邪，养肝肾，补气血，止痹痛。用于肝肾两亏、气血不足之风湿久痹、腰膝冷痛、关节不利等症。现代多用于风湿性关节炎、类风湿关节炎、坐骨神经痛、颈椎骨质增生、腰肌劳损、颈椎病等。

【**用法用量**】蜜丸剂：每丸9克，每次9克，每日2次，温开水加黄酒少许空腹冲服。

【**注意事项**】孕妇慎用。

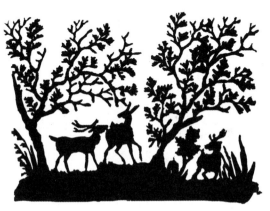

【**组成**】制马钱子、地龙、红花、乳香（醋炒）、没药（醋炒）、牛膝、骨碎补、香加皮、伸筋草、防己。

【**功能**】舒筋通络，活血祛瘀，消肿止痛。

【**用法用量**】饭后口服，一次3粒，一日3次；骨折疗程2个月；或遵医嘱。

【**禁忌**】孕妇和哺乳期妇女禁用。

【**注意事项**】在医生指导下使用，不宜超量、超疗程长期使用。

颈椎病伴其他疾病治疗宜忌

（1）糖尿病合并颈椎病：糖尿病患者易患颈椎病，或加重颈椎病病情。在神经根型及脊髓型颈椎病中，除了有常见的症状外，还可以有手足部感觉异常（如手套样感觉和袜套样感觉）。在椎动脉型颈椎病中，可加速椎动脉硬化，加重眼花及视力下降的程度。另外，糖尿病还可以并发冠心病、高血压病、肢体缺血性坏死，使病情更加复杂化。

治疗颈椎病的药物对糖尿病患者多无损害，但激素类药物不能使用；神经营养类药物可坚持使用。糖尿病和颈椎病均是慢性疾病，其疗程很长，因此，要鼓励患者消除顾虑，调理情绪，合理安排食谱，不要过度劳累，并结合实际参加适当的体育锻炼，才可得到预期的效果。

（2）脑血栓合并颈椎病：颈椎病患者同时患有脑血栓时，以治疗脑血栓为主。病情稳定后，如以颈椎病症表现为主时，则考虑兼治颈椎病。其治疗方法有别于正常人的治疗。

1）牵引疗法：枕颌牵引是治疗颈椎病的主要方法之一。脊髓型颈椎病患者在对其做牵引时，应特别慎重，并注意以下几点：选择坐位牵引，其身边必须有人陪同，避免在牵引时发生卡压气管或跌倒；牵引的力量不要太大，避免力量过大引起颈部压迫；安放牵引带要尽量远离颈部重要器官（气管、颈部血管等）；牵引完成后，要慢慢扶起患者，防止其因突然起立而跌倒。

2）按摩疗法：除了要在患者颈部按摩外，还要按摩其偏瘫一侧。对偏瘫侧的按摩应以恢复其生理功能为主，手法操作宜轻不宜重，循序渐进。

3）针灸疗法：针刺及灸疗是治疗颈椎病和脑血栓后遗症的主要方法之一，其穴位选择可分为两组：一组以颈部穴位为主，另一组以肢体穴位为主。另要注意以下几点：由于患者存在不同程度的感觉减退，故对针刺不可能像正常人那样有较强烈的"得气感"，只要有轻微的感觉即可，针刺效果也不如单纯颈椎病患者那样明显；灸法治疗应避免烧伤；对说话困难的患者，应注意观察患者的表情，以判断治疗是否适度。